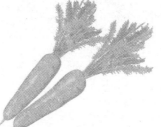

食聊
餐桌上的营养经

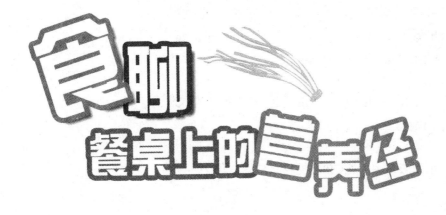

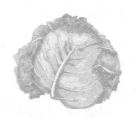

卢维 编著

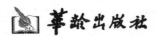
华龄出版社

责任编辑：潘笑竹　李　杨　秦　岭
封面设计：马　克
责任印制：李未圻

图书在版编目（CIP）数据

食聊：餐桌上的营养经 / 卢维编著. -- 北京：华
龄出版社, 2013.1
ISBN 978-7-5169-0228-8

Ⅰ.①食… Ⅱ.①卢… Ⅲ.①膳食营养－基本知识
Ⅳ.①R15

中国版本图书馆CIP数据核字(2012)第279349号

书　　名：食聊——餐桌上的营养经
作　　者：卢　维　编著
出版发行：华龄出版社
印　　刷：北京画中画印刷有限公司印刷
版　　次：2013年1月第1版　　2013年1月第1次印刷
开　　本：720×1020　1/16　印　张：10.5
字　　数：134.4千字
定　　价：22.00元

地　　址：北京西城区鼓楼西大街41号　　邮编：100009
电　　话：84044445（发行部）　　传真：84039173

现如今的我们，几乎每时每刻都在巨大的生活漩涡当中挣扎着，让我们的压力越来越大。每当自己感到生活压力太大的时候，不妨回到久违的家中去寻找一份力量，与家人一起吃一顿家常便饭，这有助于你以一种更加健康和愉悦的生活方式和心态来面对各方面的压力。

有人会问，回家吃饭有那么神奇的作用吗？当然，坐在家中的餐桌旁，与家人一起吃着妈妈做的饭，心灵被幸福滋润，身体被营养滋润，带着这样的身心去工作学习，我们一定能承受各种压力。

除此之外，家常便饭其实也是非常不简单的，例如，吃生姜去皮和不去皮就有着非常大的学问，生姜皮属阴，而生姜肉属阳，如果在没有弄清自己的体质之前，就随便吃的话，那么久而久之，身体必然会出现问题。

由此可见，吃的真谛绝对不仅仅是色香味，更在于我们要弄清楚食物的阴阳偏性，以其偏性来中和人体的偏性，如果每个人都能够做到这一点，那么家常便饭就好似灵丹妙药了。

书中的内容综合了中华传统食物健康理论与现代营养知识，而且还引入了一些最新的健康理念和研究数据，并且结合中国人的日常饮食习惯，编写而成。

在这本书中，全面介绍了食物营养与健康的关系，一些常见食物的营养功效，家常菜搭配当中的错误，不同人群饮食宜忌，常见病患者注意的饮食宜忌等等；可谓是内容科学、实用，让您非常轻松搭配出饮食的黄金搭档，让你成为自己的家庭营养师，学会利用食物来保健养生。

本书还包含了很多中国传统养生和保健祛病的方法，涉及的很多食

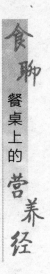

材都是我们再熟悉不过的，比如：鸡、牛肉、鸡蛋、姜、陈皮、荠菜、蒜等等，烹调方法也不难，原来美味和养生结合如此简单易行。书里还包括了一些简便易行的食疗方子，一些家常小病只要下厨做点好吃的就行了，相当实用。

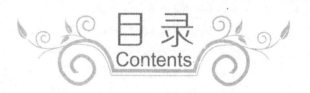

目录
Contents

目录

第一章
五谷杂粮总动员，营养价值不可替代

米类——营养高，健脾胃

大米——五谷之首

>>> 为什么要吃

　　大米，就是稻谷脱去皮以后的部分。大米一直是我国居民的主食之一，不管是在家庭厨房，还是去饭馆宴请，米饭都是不能缺少的。

　　大米所含的主要营养包括：淀粉、糖类、麦芽糖、果糖、钙、磷、铁、维生素B1、维生素B2、蛋白质等。

　　大米作为我们日常生活的主食，可以说是老少皆宜。虽然大米中所含营养成分不是很多，但是我们食用大米的量比较大，所以对人体来说营养功效就很高，是我们补充营养的基础食物。

　　米汤和大米粥都比较适合幼儿营养的吸收。米粥有清肺、和胃、健脾等功效。米汤性平味甘，有润燥、养阴、润肺的功能，非常适合正在发育的婴幼儿的身体所需。不仅如此，米汤还可以让胃液的分泌量增加，使奶粉中的酶蛋白凝结成柔软的小块，让孩子更容易吸收和

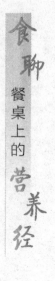

消化。所以，用米汤给孩子冲奶粉或者作为辅助食品，都是父母不错的选择。

大米中有一种优质的蛋白质，有助于软化血管，起到降血压的作用。不仅如此，大米中还含有一种水溶性食物纤维，可以把大肠内所产生的胆酸汁排出体外，能预防动脉硬化等心脑血管等疾病。所以，对于年纪比较大的人来说，大米也是一种不错的保健食品。

从中医的角度看，一般认为大米味甘性平，可以起到补气益中、养胃健脾、强志益精、中和五脏、舒通血脉、明目耳聪、去烦燥、去饥渴、防止腹泻的功效，经常食用大米可以使人气色红润。

>>> 到底怎么吃

长时间来，人们总是认为大米越精越好，其实，大米里面的营养95%都是在大米的胚芽、米皮糠当中；而且，在精白米加工的过程中，这些部分是非常容易被磨掉的，等于最后也就保留了5%的营养成分。

而且将糙米经适当加工之后的"胚芽米"，可以保留大米当中的各种维生素、矿物质以及各种微量元素，也可以为我们提供更丰富的营养。

大米可以蒸、煮、炒着吃，其味道各有不同。

>>> 你可能不知道

大米究竟可以分成几类

大米在我国的种植面积占粮食种植总面积的四分之一以上。在全球，约有一半以上的人口的主食是大米。

大米的种类主要有糯米、粳米、籼米。糯米是由糯性稻谷制成，颜色呈乳白色，半透明，黏性较强。糯米的种类可分粳糯米和籼糯米。粳糯米是由粳型糯性稻谷制成，米粒的形状一般呈椭圆形；籼糯米则是由籼型糯性稻谷制成，米粒的形状一般为椭长形或细长形。

粳米是由粳米无糯性稻谷制成，米粒的形状一般为椭圆形。根据粳米的成熟季节，分为造景米和晚粳米两种。

籼米由籼型非糯性稻谷制成，米粒的形状一般为长椭形，或者是细长形。而根据籼米的成熟期不同，一般又分早籼米和晚籼米。

玉米——赶走富贵病

>>> 为什么要吃

从古至今，玉米的养生功能为人所乐道，无论是帝王将相，还是平民百姓，对玉米情有独钟的不在少数。而且美国的一个医学组织做过一个调查，发现印第安人很少有人患有动脉硬化、高血压等疾病，调查结果发现他们经常吃玉米。后来，经过进一步深入的研究，发现玉米中含有维生素E、谷固醇、亚油酸、卵磷脂，这些成分对于治疗高血压和动脉硬化疗效显著。其实，在美洲、非洲、欧洲、亚洲，特别是中国，食用玉米的历史已经非常久了。

从中医的角度来讲，玉米也有一定的保健作用。传统医学认为玉米性味平甘，入肝、肾、膀胱经，可以起到消肿利尿、祛湿健脾、利胆平肝的作用，还可以促进食欲。

在李时珍的《本草纲目》中记载，其"调中开胃"；古医书《本草推陈》则把玉米看作是助消化的健胃剂，而且认为煎服玉米有利尿的作用。因此，对于食欲不振的人，比如久病在床的人，特别是老年人、儿童，日常的生活中经常食用玉米粥对身体非常有益。

玉米不仅有保养身体的作用，玉米须也有药用价值。玉米须就是平常说的棒子毛、玉蜀黍须。它是玉米花柱柱头，在《滇南本草》中把玉米须列入药材。在采集玉米须的时候，一般要到深秋时节，玉米已经成熟，把已经干燥的棒子毛摘下来，不要去采集新鲜的嫩绿的玉米须。玉米须最为显著的功能是利水，比如说小便不利、水肿、乳汁不通等病，用玉须治疗效果非常显著。而且，玉米须还有降血糖、降血压的作用。

>>> 到底怎么吃

吃玉米首先要吃鲜，鲜玉米的水分、活性物、维生素等多种营养成分都要比老熟玉米多很多。

其次，最好吃烹饪熟了的玉米虽然，烹调之后的玉米可能会损失掉一部分的维生素C，可是却能够释放出其他的营养物质，特别是一种酚类化合物的赖氨酸，而它对于癌症等疾病是具有一定疗效的。

在实际生活中，很多人在煮玉米的时候，喜欢把玉米须、玉米叶都弄得非常干净，其实这样的吃法浪费了大量的营养物质。

玉米须具有利胆、利尿、降血糖的功能，而玉米梗芯还能够止汗。除此之外，我们在啃玉米的时候，应该把白色的胚芽部分吃干净最好。

>>> 你可能不知道

玉米中富含有7种"抗衰剂"

通过实验研究，发现每100克玉米就能提供近300毫克的钙，与乳制品所含钙的数量一样多。钙元素可降低血压，如果人体每天摄入1克钙，大约一个半月的时间，血压就会降低9%。还有，胡萝卜素在玉米当中的含量也非常高，被人体吸收后就可以转化维生素A，对癌症有很好的预防作用。玉米中还富含植物纤维素和天然维生素E，植物纤维素能够有效地帮助人体排出致癌物质和有害毒素；天然维生素E的主要功能有防止皮肤病变、促进细胞分裂、延缓衰老、降低血清胆固醇等，而且可以有效地减轻脑动脉硬化和老年痴呆。医学专家提出，米玉中的黄体素、玉米黄质对眼睛患老年黄斑性病变有防治作用。而且，经常吃玉米可以有效地减轻抗癌药物对人体的不良作用，活跃脑细胞，有效地提高人的记忆力。

小米——补虚损，益肠胃

小米具有防治消化不良的功效

中医理论认为，小米性平味较甘咸，其主要功效有解渴清热、除湿健胃、安眠和胃。如果在睡前食用小米粥，非常容易让人进入梦乡。

属于碱性谷类的小米，有滋阴的功效，如果上肢酸痛，或者是胃胀泛酸的人，可以经常食用一些。小米还对口臭有防治作用，可有效地减少口腔中细菌的滋生。而且小米中丰富的氨基酸对流产的预防作用效果显著，还可以预防女性阴道炎。

对于那些患有腹泻、呕吐、消化不良和糖尿病的患者来说，小米也是不错的选择。如果有腹泻的症状，在煮之前可以将小米炒一下；腹泻、呕吐或者是消化不良的患者，小米粥是不错的选择；孕期妇女早晨不适，或者产后调养，适合经常吃小米粥。

做小米粥的方法很简单，可以直接放在锅里煮，还可以在熬粥的时候放入一些莲子、红薯、红豆、百合等，根据自己的喜好熬成风味不同的营养粥。将红枣、小米、紫米、玉米渣、红豆、花生豆、绿豆放在一起熬制成黏稠状，它的营养成分会更高，富含多种营养元素和碳水化合物，对于那些肠胃不好、食欲欠佳的人群非常有效，而且对治疗贫血有帮助。

我们也可以把小米磨粉做糕点，软糯香甜，可口美味易于消化。

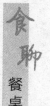

小米宜与大豆混合食用

小米中所含的氨基酸比较多但是缺少赖氨酸，而大豆中的赖氨酸含量非常丰富，放在一起就可以达到互补的作用。但是要注意，小米粥熬制不要太稀。

中医讲，小米可入脾、肾、胃经，健脾和胃的功能非常显著，对于那些脾胃虚弱的人比较适合。我们在煮粥时会发现，等到粥凉一些后，在粥上面就会有一层细腻的薄膜，我们称做"粥油"，它可以有效地保护胃黏膜，对于患有慢性胃炎和胃溃疡的患者非常有帮助。特别需要说明的是，新鲜小米的营养价值要高于陈米的价值。

高粱米——宜做粥，治腹泻

>>> 为什么要吃

高粱米有健脾温胃，益胃涩肠的功效。适于脾胃虚弱、食少泄泻、脾虚湿困和小儿消化不良的人群，对于顽痹有辅助治疗作用。

高粱性温味甘涩，主要功能有止泄消积、清热润肺、和胃健脾、利尿止汗、安眠和胃，经常食用高粱米可以治疗痢疾、小便淋涩、肺阴不足、消渴、肺热、阳盛阴虚、失眠多梦等症。

>>> 到底怎么吃

高粱米不仅可以直接食用，还可以用来酿酒、制糖。高粱根是很好的药材，其主要功能有利尿、止血、平喘。其根茎富含糖分，可以用其榨糖，所以高粱有一个别称叫做"甜秫秸"。

如果将高粱米与其他谷物混合食用，那么其营养价值就会更加丰富。白高粱最适合人体吸收，它营养价值最高，食用品质好，还可以制成淀粉等。

介绍一些用高粱米食疗的方法：

1．治小儿消化不良：大枣8颗、红高粱米50克左右。大枣去核炒熟，高粱米炒至微黄，放在研钵中研成粉末。每天两次，两岁左右儿童每天10克左右，三至五岁的小孩子每次不超过15克。

2．治食积：高粱米30～60克，用水煎服。

3．治腹泻：带壳的红高粱30～60克，炒焦，加锅底灰少许，用水煎服，每天一次。

4．治痢疾：高粱根截成小段，糖120克，用水加热后喝汁。

5．治大便下血：高粱穗9克左右，烘干后放入研钵研成粉末，用黄酒调服。

6．治浆液性肋膜炎：高粱米糠120～180克，用蒸笼上屉蒸30分钟左右，用烧酒调敷患处。

7．治女性倒经：红高粱花50克左右，用水煎后，用汁液放红糖饮用。

8．治女性崩漏：高粱霉包15克，百草霜3～6克，用水煎煮取汁，放入红糖后食用。

9．治脚气：陈年高粱若干，时间在五到六年最佳，用火烤至微黄，涂于患处。

>>> 千万要注意

高粱米所含的脂肪和铁含量要远远超过大米，高粱皮膜中还含有一些鞣酸和色素，如果加工工艺过粗，高粱米饭的颜色呈红色，味道有些涩，不利于蛋白质的吸收和消化。所以在食用时，应该选择较细的加工。

高粱还有一定的药用价值，其功能健脾和胃、温中消积、涩肠胃、止霍乱等。高粱中的单宁具有收敛固脱的作用，高粱米粥比较适合患有慢性腹泻的病人，而且疗效显著，但是患有便秘的人群，就应该不食或者是少食高粱。

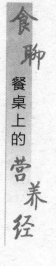

薏米——清热消肿，健脾去湿

>>> **为什么要吃**

薏米既是一种粮食作物也是一种滋补佳品。根据研究化验，薏米中蛋白质的含量是16.2%，脂肪占4.6%，比重最大的是糖类占79.2%。在冬天用薏米清炖猪蹄、排骨和鸡，滋补的效果就会更佳突出。在酷热的夏天煮薏米粥，或者是把薏米做成冷饮，是消暑健身的佳品。薏米的种仁和根还具有药用价值。

李时珍在《本草纲目》当中提到，薏米能"益胃健脾，清热补肺，胜湿祛风。作为饭食用，治疗肢冷。煎饮，有助小便。"

近几年，随着对于薏米的研究不断深入，发现薏米还有一定的防癌作用。

在我国南方桂林就有这样的民谣："薏米胜过灵芝草，药用营养价值高，常吃可以延年寿，返老还童立功劳。"

>>> **到底怎么吃**

🌸 **薏米红豆粥** 🌸

薏米红豆粥的主要作用就是祛除湿气，非常适合夏季食用，以及身体中湿气比较重的人士食用。当然，也可以作为主食食用，是健脾祛湿的最佳选择。

薏米在中药中叫做"薏苡仁"，《神农本草经》将其放在很高的位置，主要功能是治湿痹，通肠胃，消除水肿，益胃健脾，长期服用可以益气减肥。

红豆，中医叫做"赤小豆"，重要功能是消肿，利水、健脾胃，由于表面是红色的，红色的补心，对心脏也有养护作用。

在当代社会，随着生活工作压力的不断增大，气虚心弱，饮食不振，运动量减少已经成为了普遍现象。既要祛除体内的湿气还要补心，还需要调理脾胃，那么最好的选择就是薏米和红豆。将其做成粥，便于人体的快速吸收，而且不会对脾胃造成任何伤害。

薏米和红豆都有消肿的作用，不要以为这里说的肿是水肿。我们不难发现，身边肥胖的人在不断增加，这也是一种"肿"，叫做体态臃肿。

从中医角度来看，体重过重也好，水肿也罢，都表示体内有湿气。水液不可以随气血贯通，滞留在人的体内，从而让人变得体态臃肿。

水肿如此，肥胖也是如此，只是两者的程度不同而已。祛湿效果好的药物或者是食物都是把体内的湿气排除，最终达到消肿的目的。所以，红豆是治疗水肿必不可少的，而且实践证明，薏米红豆粥有非常好的减肥功能，不但有利于减肥，而且对身体无伤害，尤其是对于中老人肥胖者，效果非常显著。

湿邪是各种顽固性疾病、各种慢性疾病的产生原因，而薏米红豆粥对于祛除湿邪效果显著。

薏米红豆粥还有一个非常好的优点，熬得时间过长也不会过于黏稠，熬烂之后薏米和红豆会沉在底下，上面呈现的汤是淡红色的，而且有效的营养成分一般都在汤里面。熬粥的时候，可以适当地多加一些水，汤汁就可以当饮品来喝了。

>>> 你可能不知道

把鲜奶煮至沸腾，加入一定量薏仁粉，拌匀以后食用，对身体非常有好处。在薏米仁中富含丰富的蛋白质分解酵素，起到皮肤角质软化的作用，用于治疗皮肤赘疣、粗糙不光滑效果明显，长期服用效果会更加突出。而且，这种物质对于紫外线有一定的吸收能力，将其提炼物放入化妆品中，可起到美白防晒、防辐射的作用。

薏米还有防止脱发，营养头发使其发柔软光洁的功效。

薏仁比较坚硬，煮熟的时间会很长，如果在熬制之前用温水浸泡2～3小时，让其充分吸收水分，然后再放入其他的米类煮，熬煮的时间就会缩短了。

全麦类——营养均衡而全面

小麦——养心安神

大家都知道胃溃疡的患者一般是不吃米饭的，因为米饭吃下去就会感觉胃部疼痛。这是因为胃溃疡的患者脾胃属性本来就是寒的，而米饭也是寒凉的，吃下去胃部的感觉自然是非常不舒服的。而这些患有虚寒类胃溃疡的患者，吃一些烤馒头片是不错的选择，馒头是由小麦加工而成，其本身的属性就是温和的，把其烤熟，就是增加了馒头的热量，温性自然就会增大。如果虚寒性胃溃疡患者经常吃一些烤馒头片，胃自然会感觉舒服一些。

曾有人做过实验，把烤焦的馒头片放在显微镜下观察，发现焦末如同是吸水的海绵，馒头片上有小孔，而这些小孔不仅能够吸收水和气体，而且还对细菌有吸附作用。因此，当这些馒头片的碎末进入肠道的时候，就好像是吸尘器似的把那些寄生在肠道的细菌吸附进去，从而有效地恢复肠道功能，所以，对治疗胃肠疾病有一定的好处。

小麦的吃法可以说是多种多样，小麦通常会被磨成面粉，用来制作各种各样的面食。

小麦主要用来加工面粉，制作各种面食，如馒头、面包、饺子、面条、烙饼、蛋糕及油炸食品等。小麦加工出来的面粉分很多种，制作不同的食品需要的面粉是不同的，如做馒头、面条、饺子等，要用中高筋力、有一定延展性、色泽好的面粉，俗称高粉；制作蛋糕、饼干及烫面制品选用筋力较低的面粉，俗称低粉。

除制作面粉外，小麦还有其他食用方法：小麦粒或碎小麦可用来代替稻米做饭；熟小麦粒可发酵做成小麦豆豉；小麦淀粉可用来做汤的增稠剂。

下面向大家推荐一款：

茄汁金针菇拌麦包

原料：西红柿、金针菇、小麦包，黑胡椒粉、生抽、盐和鸡粉

做法：

1. 把西红柿切成丁，小麦包切成厚片；
2. 热锅里面放入橄榄油，再加入洗干净的金针菇煸炒出水分
3. 2分钟之后放入番茄丁继续翻炒，再加入胡椒粉、生抽、盐和鸡粉调味，出锅之前淋几滴麻油；
4. 把切好的麦包片摆盘，把上面的菜肴堆在中间即可。

>>> **你可能不知道**

小麦可以治疗"脏躁症"

"脏躁症"这种病很少有人听说，实际上，脏躁症是中医领域的一种病症，症状是失眠多梦、悲伤欲哭、经常呵欠、心悸不安等，引起的主要原因是心血不足。

这种病症看起来难以治疗，其实不然，食疗的小偏方对此疗效就很好，比如小麦大枣汤。在宋代，还有一篇关于小麦大枣汤的医案。

据传说有一位妇女经常悲伤大哭，就好像是让什么鬼神吓到一样。家里人个个提心吊胆，而且束手无策，只好到处烧香拜佛，祈求神灵庇

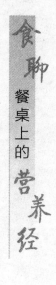
佑，还找巫师到家中作法，但是夫人仍大哭不止。到了后来，家人找到名医许叔微进行诊断，结果是"脏躁症"，于是就用了小麦大枣汤治疗，只喝了三四天，妇人的症状就消失了。

大家对小麦并不陌生，小麦播种在秋天，生长期主要在冬天，收获季节在夏天。小麦吸收了四季的精华，对通心气有极佳的好处，因此，对于治疗心血不足的各种症状有显著疗效。

"针尖对麦芒"说的是麦芒非常尖锐。中医里讲尖锐的东西生命力较强，能疏通郁积的肝血，所以，一些疏肝的药物都是有刺的。比如皂角刺，其主要功效就是疏肝活血。

小麦还能够补心气、敛汗

有的人有气虚和阴虚的现象，或者是妇女产后出现的气虚盗汗等症状，都可以用小麦搭配一些中药来治疗。

当然，需要注意的是，这里所说的小麦是指浮小麦，并不是普通的小麦。

那浮小麦指的是什么呢？浮，有漂浮、浮起来的意思。浮小麦指的是干瘪的、在水里可以飘浮的小麦。

在《太平圣惠方》一书中最早记录了"浮小麦"这一名词。关于这个名称的由来，有一个王怀隐的行医故事。

有一次名医王怀隐用甘麦大枣汤给病人治病，用了一些质量不是很高的小麦，但是让人意外的是，其疗效却比普通的小麦效果还要好。于是王怀隐就开始用"浮小麦"治疗虚汗症、盗汗症，没想到效果非常明显，于是地慢慢认识到浮小麦的功效。到了后来，王怀隐与当时的名医王祐、郑奇、陈昭遇等人认真研究张仲景的医著，共同编著了《太平圣惠方》一书，而且把"浮小麦"的功效记录在其中。

燕麦——改善血液循环，降低胆固醇

>>> 为什么要吃

燕麦片的主要功效有止血收敛，止汗固表。所以对于血崩、白带异常、血便、吐血、自汗、盗汗有辅助治疗作用，同时还有以下功能。

1．能降低人体的胆固醇，经常食用，对老年人多发的心脑血管疾病有预防作用；

2．经常食用燕麦对于血糖的降低非常有帮助，而且有一定的减肥功效；

3．燕麦粥能够起到润肠道的作用，可以使大便畅通。很多中老年人的胃肠蠕动功能差，导致大便干燥，那么经常食用燕麦片是不错的选择；

4．燕麦可以促进血液循环，对生活和工作压力有缓解作用；燕麦当中富含多种矿物质，其中的铁、磷、钙、锌对伤口愈合有促进作用，对贫血的防治效果也不错，是缺钙人群不错的选择；

5．燕麦中的亚油酸的含量也非常丰富，对治疗糖尿病、脂肪肝、便秘等病有很好的辅助作用，也是老年人滋补身体不错的选择，能够增强抵抗力，达到延年益寿的作用。

>>> 到底怎么吃

从营养学的角度来看，煮燕麦的效果会更好一些。因为煮食燕麦会很快有饱腹感，血糖上升的速度也比较缓慢。研究表明，燕麦的营养价值等同于人参。那么在日常膳食中应该怎样科学摄取呢？从营养学角度看，煮食燕麦的效果会更好一些，因为煮过的燕麦容易让人有饱腹感，血糖上升的速度也会较缓慢。购买燕麦片时最好选择颗粒都差不多大的，这样溶解程度都会相同，不会在口感上造成不适；不要选择透明包

第一章 五谷杂粮总动员，营养价值不可替代

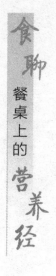

装的燕麦片，容易受潮，且营养价值也会有部分遗失，最好选择锡纸报装入的燕麦。其次，在饮食搭配方面。燕麦和水果、奶制品等搭配既营养又好吃，是早餐首选的食品之一，它能够在提供持久能量的同时，保持均衡营养，健康又时尚。此外，在摄食燕麦时，应注意摄取的时间。燕麦早上和中午摄取最好，因为其热量比较大，而且淀粉含量不小，晚上最好少吃。

>>> 你可能不知道

"燕麦片"和"麦片"是一种东西吗？

有的人经常把燕麦片与麦片混为一谈，其实它们的区别非常大。纯燕麦片是由燕麦粒轧制加工而成，形状是扁平状，直径约8毫米，形状比较完整。经过加工处理的燕麦片有些散碎感，但是不难看出原来的形状。

燕麦煮完以后的黏稠度是比较高的，这是由其中所含的beta-葡聚糖造成的。燕麦有降血脂、降血糖和高度饱腹感的效果，与这种黏稠物质是分不开的。也就是说，煮燕麦时的黏稠度越高说明其保健效果越好。

麦片是由多种谷物混合制作而成，原料一般有大米、玉米、大麦、小麦等，燕麦片占据的比例是比较小的，有的麦片中甚至没有添加燕麦片。在国外的一些麦片产品里，会加入水果干、豆类碎片、坚果片等，国内的加工企业一般会加入砂糖、奶精、麦芽糖精、香精等。加入水果、坚果和豆类的口感更好更有营养，膳食纤维的来源也更加的丰富；而国内加入糖精或者是麦精就会损失营养，让血糖上升速度提高；加入奶精对心脑血管不利，所以血压高、血糖较高的人尽量少吃麦片。

我们应当购买甜味麦片，还是没有甜味的？

这个问题并不难回答，最佳选择当然是没有加糖的燕麦片或者是麦片。因为燕麦一类谷物是没有糖分的。冲一小袋50克麦片，如果尝出甜味，那么也就说明，糖的含量至少占到一半，换句话说，你所购买的麦片中有一半是糖，试想，如果食用这种产品，会有多少营养物质在里面呢？

那么无糖产品就非常健康吗？也不完全是。如果你觉得里面有甜味，那么一定是添加了高效的甜味素，如安赛蜜、甜蜜素、阿斯巴甜等。这些都是化学成分，两岁以下的儿童是禁止食用的。

所以再给孩子选择麦片的时候要特别注意，尽量选择原燕麦片，避免让添加剂影响孩子的正常发育。

麦片中的"植脂末"起到什么作用？

植脂末起到改善口感的作用，但是其中含有一定量的氢化植物油，其中的饱和脂肪酸和反式脂肪酸较多，影响人体的健康。反式脂肪酸会降低高密度脂蛋白胆固醇，提高低密度脂蛋白胆固醇，加重了糖尿病人的危险，妨碍儿童神经系统的发育，甚至导致不育等等。

>>> 千万要注意

燕麦片挑选小窍门

1. 选择燕麦时不应该选择甜味过重的，味道过重表示含糖量占到一半以上。

2. 不要选口感过于细腻的，过于细腻的黏稠度不是很高，这种情况表示燕麦片的含量很低，而糊精等添加剂成分含量却比较高。

3. 添加了奶精或者是植脂末的产品尽量不要去选，因为这些成分会对健康不利。

4. 香气是由于香精的作用产生，并不是纯燕麦片带来，所以，香浓的并不一定是好的产品。

5. 尽量选择可以见到一定形状的燕麦产品，哪怕是速食产品，也应该观察它的形状，尽量不选择散碎的。

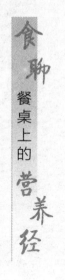

6. 如果从外包装看不到里面的产品，那么就应该看一看外包装上蛋白质的含量。如果是在8%以下，表明其中燕麦的含量比较低，并不适合作为早餐食品；如果要买这类麦片，则需要搭配上鸡蛋、牛奶、豆制品等蛋白质较为丰富的食品一起食用。

荞麦——营养"全能冠军"

>>> 为什么要吃

营养价值

荞麦当中主要的营养物质有苹果酸、蛋白质、维生素E、B族维生素、柠檬酸、芦丁类强化血管物质，而且矿物类元素的含量也比较高，能够清理可溶性膳食纤维也很丰富。

荞麦面粉的蛋白质含量非常丰富，比同类的谷物中小米、小麦、大米、高粱、玉米面粉的蛋白质含量都要高，荞麦面粉中氨基酸的种类也比较多，氨基酸的成分与豆类植物的氨基酸含量比较接近；所含脂肪也比面粉、大米高。

健康功效

1. 防治冠心病、高血压

荞麦粉当中富含丰富的黄酮类化合物，特别是有丰富的芦丁，芦丁对人体有很多的作用，对增强毛细血管的抵抗力有显著疗效，并且可以有效降低其通透性和脆性，可以增强细胞的增生能力，可以降低血脂，达到扩张动脉的作用，提高冠状动脉的血流量。

2. 防治糖尿病

医学家通过临床研究表明，糖尿病患者食用过荞麦以后，尿糖和血糖都有不同程度的下降，有很多病情不是很严重的患者单单食用荞麦就可以对病情进行控制；在食用苦荞麦之后，还对高血脂症有缓解作用，甘油三脂、胆固醇等指标有明显的降低。

3．预防肥胖症

荞麦中有不少营养物质、植物蛋白质，这种平衡性很好的蛋白质在人体中不容易转化成脂肪，因此有一定的减肥效果。除此之外，荞麦中的食物纤维素是我们常吃的米面的八倍多，能够有效地防止便秘，经常食用荞麦对肥胖症和大肠癌有防治作用。

>>> 到底怎么吃

荞麦虽然属于粗粮，但是在营养价值方面是绝对不逊于大米的。从健康饮食的角度去考虑，经常吃荞麦，可以起到降血脂和降血压的功效。而且，荞麦当中还含有丰富的蛋白质、脂肪酸，这些都可以帮助我们胃肠道更好地消化吸收食物。荞麦的吃法多种多样，可以做饺子，做面饼，还可以做成美味可口的荞麦面。

日本人喜欢的一道主食——什锦荞麦面

在很久以前的《神农书》中，荞就被列入"八谷"之一。大约在我国的唐朝时期，荞麦食品流传到日本，而吃荞麦的方法就多达上百种，由此可见，我国把荞麦列为主食的历史非常悠久。

因为在荞麦淀粉中直链淀粉占的比例比较大，对水分子的进入产生抑制作用，能延迟糊化与消化速度，从而对餐后血糖上升起到抑制作用，因此，荞麦是糖尿病患者比较理想的食品。

尤其是最近几年，荞麦速食面的产生，使人们吃荞麦变得更加方便、快捷。

在日本，荞麦面一直被关东地区的人们所喜爱。而且，在日本一直流传着除夕吃荞麦的习俗，主要的寓意是希望来年幸福，长长的荞麦面寄予着长寿之意。除此之外，乔迁新居的朋友，给邻居送上荞麦面，也是日本人的传统习惯。

关于速食荞麦面的吃法，一般是将面放在盆子里，加入适量的温水，让其在里面得到足够的浸泡，盖上盖子，大约半个小时左右就可以吃了。

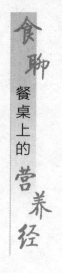

需要特别提醒的是，荞麦速食面最好不要煮，也不能用开水泡。

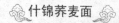 什锦荞麦面

原料：香菇若干、青椒一个、尖椒少许、香肠一根、葱、番茄少许。

做法：

1. 将香菇切成片或丁，青椒、尖椒切成丝状；葱切丝；番茄切成片。

2. 将香肠切成薄片。

3. 把锅放到灶上，放油，油热之后煎一煎香肠。

4. 倒入葱炝锅，再倒入其他原料，放入盐，进行翻炒，并且倒入适量的开水。

5. 出锅之前放一些鸡精提味。

6. 将荞麦面捞到碗里，浇上做好的配料就可以吃了。

豆类——补给能量，降低胆固醇

大豆——田中之肉

>>> 为什么要吃

黄豆，别名大豆、菽。主产区主要分布在我国北方各省，品质最好的黄豆主要在东北地区。经过上千年的培育研发，黄豆的种类在我国已经有上百种。

黄豆富含丰富的蛋白质，黄豆蛋白是一种可以替代动物蛋白的植物蛋白，可以降低血液中的胆固醇，对骨质的健康发育有促进作用，还有助于肾功能的发挥。黄豆脂肪中富含丰富的脂肪酸，是食用油最佳的原料。大豆中的雌激素、钙、维生素的含量也比较多，其中还有一种叫做异黄酮的物质，对于子宫内膜癌、卵巢癌、乳癌以及前列腺癌具有良好

的抑制作用。

研究表明，大豆的蛋白质含量相当于同等质量瘦肉的两倍，鸡蛋的1.5倍，与此同时，大豆中的氨基酸是人体所必需的，对人体组织细胞有促进作用，而且可以有效地提高人体的免疫力。

>>> 到底怎么吃

民谚中常说"要长寿，吃大豆"，这其实是非常有科学道理的。大豆中的营养元素非常多，其中膳食纤维、钙、蛋白、钾的含量都非常高，对人体健康非常有益。而且，食用大豆的方法非常多，有的人将大豆、红豆、黑豆、腰豆放入一个器皿里，用清水浸泡120分钟左右，再放入紫米、大米煮成米饭，有非常好的减肥效果。

如果将排骨与黄豆放在一起煮汤喝，既可补脑，也可强健身体。吃大豆最科学的方法就是喝豆浆或吃豆腐，因为完整的黄豆粒不利于人体的吸收，我们可以在早晨用豆浆机做豆浆喝，晚上再用豆渣做一些点心。早晨先把浸泡好的豆子放入豆浆机中，接上电源，开始磨豆浆，大约20分钟左右的时间就可以喝到美味可口的豆浆。剩下来的豆渣千万不要丢掉，应该放入冰箱保存。到了晚上，把剩下来的豆渣加入玉米面，不可以加水，然后放入苏打粉，蒸制成窝头，味道也会很好。

豆浆中的营养物质主要有脂肪、蛋白质、碳水化合物、矿物质和维生素，早晨喝豆浆可以保证人体对营养的需求。豆渣中主要的成分是膳食纤维，用豆渣与粗粮玉米面蒸成窝头作为晚饭，不仅有粗细互补的作用，而且能够有效提高胃动力，减少人体对脂肪的吸收，可以有效地预防肥胖症，起到减肥的作用。

虽然黄豆的营养价值非常高，但直接吃黄豆吸收是比较困难的，会有肠胃胀气的现象。食用未处理的黄豆，蛋白质只能吸收65%左右，但是制作成豆浆饮用，吸收的效果可以达到95%以上。自制豆浆的时候，还可以把红豆、绿豆、黑豆等一起放进豆浆机里，这样的豆浆营养成分也就

第一章 五谷杂粮总动员，营养价值不可替代

019

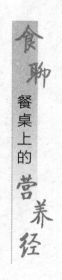

更全面，从而达到营养均衡的效果。

喝豆浆时还应该注意干稀的搭配，豆浆中的营养物质在淀粉类食品的作用下，让人体吸收得更全面。如果再同时食用一些蔬菜或水果，营养成分就更全面了。豆浆性属寒凉，因此有腹泻、虚寒、腹胀情况的人不应饮用过多。还有一点需要注意，自制的鲜豆浆存放时间不应该超过24小时。

>>> 你可能不知道

大豆的蛋白质中赖氨酸含量高，蛋氨酸含量低，如果搭配合理，可以让蛋白质的氨基酸处于最平衡状态，营养价值更高，达到最佳补充体能的作用呢？

大豆、小麦类食品不放在一起食用的时候，其中的蛋白质生物价为64和67，换句话说，如果你吃100克大豆蛋白，人体只能吸收64克。如果把两类食物按照33%和67%的比例混合食用的话，蛋白质吸收的含量就会提高到78，这样就超过了牛肉的76。这是因为小麦类食品中赖氨酸的含量很低，蛋氨酸的含量却非常高，而大豆当中的蛋白质蛋氨酸含量很低，赖氨酸的含量却很高。

大豆、玉米、小麦按照20%、40%、40%的比例进行混合，蛋白质吸收的功效就达到70。玉米中蛋白质的色氨酸、赖氨酸含量不是很多，蛋氨酸含量却非常丰富；小麦中的蛋白质的赖氨酸含量非常低，蛋氨酸含量却非常丰富；而大豆的蛋白质中色氨酸、赖氨酸含量却非常高而蛋氨酸的含量低。如果可以同时食用这三种食物，那就会充分提高蛋白质吸收量。

大豆、小麦、牛肉、小米等单独食用的时候，其蛋白质的生物价约为64、67、69、57，如果按照22%、39%、26%、13%的比例进行搭配，那么蛋白质的生物价就会提高到89。这是因为小麦蛋白质当中的赖氨酸含量很低，小米没有赖氨酸，但是色氨酸和蛋氨酸的含量却很多，牛肉中的蛋白质赖氨酸含量丰富，蛋氨酸含量却很少；大豆蛋白质含蛋氨酸量比较低，而色氨酸、赖氨酸的含量却非常高。于是，这几种食物有非常好的互补作用，混合搭配时蛋白质的含量就会超过牛奶的含量。

毛豆——解乏，开胃

毛豆比其他蔬菜的脂肪含量要高，但是主要成分以不饱和脂肪酸为主，比如人体不可缺少的亚麻酸和亚油酸，对脂肪代谢有改善作用，能有效地降低人体内胆固醇和甘油酸酯。

卵磷脂是人类大脑发育不可缺少的营养物质，而毛豆中就含有卵磷脂，可以提高智力和恢复记忆力。在毛豆当中，食物纤维的含量也很丰富，可以润肠道清宿便。

毛豆中有丰富的钾元素，夏天经常吃毛豆，可以缓解因为流汗过多造成的钾流失引起的食欲不振和疲劳。毛豆中铁元素比较适合人体吸收，对正在成长的儿童非常有帮助。

除此之外，毛豆当中还含有微量黄酮素化合物，特别是一种叫做大豆异黄酮的化合物，也被称之为"天然植物雌激素"，它在人体里起到雌激素的作用，可以改善妇女因为更年期的不良反应，防止钙质流失。毛豆中还有清理血管壁的物质，能有效地降低血脂和体内的胆固醇。

毛豆中的营养元素丰富而且均衡，有对人体有益的活性元素，经常吃毛豆，可以让女性朋友保持良好的身材；对高血脂、肥胖、冠心病、动脉硬化等疾病有一定的防御和辅助治疗作用。因此，在炎热的夏季大家不妨多吃一些毛豆。

毛豆上市的季节在夏天。毛豆富含多种营养元素，尤其是钾元素，可以有效地缓解食欲不振、疲乏、犯困等症状，也适合在夏天食用。

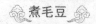 煮毛豆

原料：毛豆、葱、姜、大料、花椒、桂皮、干辣椒、小茴香

做法：

1. 把毛豆的两头剪掉，用水清理干净，然后用粗盐搓一下。用粗盐搓洗是为了保证煮好的毛豆颜色更绿，其次可以让口感更好，还可以去掉豆豆上的毛毛。

2. 所有作料放入锅中，加水，上火烧开。水烧开后下入毛豆，用大火煮开。然后调成小火把锅盖揭开，加盐调味。加作料可以起到去毛豆腥味的作用。桂皮味道比较浓，放的时候要少放，也可以不放。盐的分量要按照自己的口味加入。

3. 将毛豆捞出来用冷水浸泡，放入冰箱冷藏。

煮毛豆还需要注意以下几点：

1. 用热水煮的时间不要太长，5～10分钟就可以了，而且不能盖锅盖。

2. 在煮的时候，可以在水里放盐和食用油。

3. 煮好之后，立刻放入冷水中。

>>> 为什么要吃

毛豆中钾元素丰富，夏季的时候多吃一些毛豆，比如说煮毛豆、毛豆炒菜等，这些都是不错的选择，不仅可以有效地缓解倦怠，还会开胃，增加身体的营养素。

毛豆中的镁元素含量是每百克中有70毫克，这一含量要比其他豆类蔬菜的含量高很多。而镁可以促进骨骼增长和骨神经的修复。

毛豆中维生素C的含量每百克中有27毫克，在鲜豆类蔬菜中也是比较高的；毛豆中植物纤维素的含量也比较多，每百克中就有4克，不仅可以促进胃肠功能蠕动性，还能有效地降低胆固醇和血压。

宝宝多吃毛豆可提升智力

卵磷脂是大脑发育必不可少的营养物质，而毛豆中卵磷脂含量非常丰富，有助于提高大脑记忆力，促进儿童智力发育，是家长为孩子补充脑力的不错选择。

但是，营养专家指出，新鲜的豆类中有皂素、皂苷、胰蛋白酶抑制物和凝血素等一些有毒的植物化学物，如果烹饪不彻底就不能完全杀掉里面的有毒物质，人体一旦将其吸收，就会破坏红细胞，严重影响造血功能，甚至会出现中毒现象。

所以，让孩子吃豌豆、毛豆和蚕豆的时候，一定要把它们完全煮熟，只有这样才可以把那些有毒植物化学物分解，避免不良反应的出现。

不仅如此，营养专家还指出，在制作豆类食品的时候，水煮的方法是最好的，因为水煮可以充分地将食物变熟，而通过炒的方法制作，表面可能是熟了，但是可能内部没有熟。而且从安全角度来说，儿童的消化系统没有发育完全，炒制的豆类食品咀嚼不完全就进行吞咽，也不利于消化，会引起胃部的不适。

>>> 千万要注意

肉类+毛豆不是好搭配

尽管毛豆营养丰富，但是吃的时候也有禁忌。毛豆在烧烤、大排档中是非常普遍的，一盘毛豆、几串肉串、几瓶扎啤是比较常见的搭配。很多人都会这样觉得，烤肉串属于肉食类食物，而毛豆是植物类的食物，前者热量高，后者可以进行中和，二者放在一起食用，荤素搭配，美味而且健康。

但是，毛豆是一种高能蔬菜，所含热量比其他的豆类食物要高出很多。而且，毛豆中的脂肪含量也非常多，100克中为5.0克，而我们平常吃的蔬菜的脂肪含量是非常低的。

由此可见，毛豆与肉进行搭配并不很科学。在吃肉的时候，要少吃毛豆，最好是搭配其他的蔬菜。

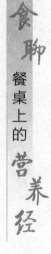
红豆——和血排脓，消肿解毒

>>> **为什么要吃**

红豆的营养成分

每100克红豆当中蛋白质的含量是20.7克，脂肪的含量是0.5克，粗纤维的含量是4.9克，碳水化合物的含量是58克，粗纤维的含量是4.9克，灰分的含量是3.3克，钙的含量是67毫克，铁的含量是5.2毫克，磷的含量是305毫克，硫胺素的含量是0.31毫克，铁的含量是5.2毫克，硫胺素的含量是0.31毫克，核黄素的含量是1.11毫克，尼克酸的含量是2.7毫克。

红豆的食疗作用

1. 利水消肿：红小豆中含有丰富的利尿物质，对治疗肝硬化腹水、肾性水肿等症状有很好的疗效。

2. 增强机体免疫功能：在红小豆当中存在着非常丰富的蛋白质以及一些微量元素，这些对增强肌体的免疫功能有着非常大的作用，能够有效提高身体的免疫力。

在传统医学里，红豆也会被应用于利气，即去脚气、行水等。

>>> **到底怎么吃**

红豆所具有的功效很多，例如清热解毒、通气除烦、健脾益胃、利尿消肿等，还能够有效的治疗小便不利、脚气、脾虚水肿等症状。

将红豆和鲤鱼一起煮汤，是一种通过食疗治疗水肿、脚气、小便困难等症状的方法，同时还可以有效地治疗肝硬化、肝腹水，补体虚。

将红豆与冬瓜一起煮了之后，食用其汤汁，可以化解全身水肿的症状；将红豆与扁豆、薏苡仁同煮后食用，可治疗腹泻。除此之外，红豆与中药同用也可以做药膳，比如想要治疗肝脓肿，可以将连翘和当归与红豆一起煎汤；想要治疗肠痛，可以将蒲公英、甘草配以红豆一起煎汤。

红豆消肿减肥汤

红豆有很多种食用方法，尤其是红豆汤具有减肥的功效。红豆本身具备的功能中还有一项是消肿，这种消肿的作用与其他的减肥食材配在一起，效果是非常明显的。

红豆紫米汤

原料：红豆20克，紫米20克。

制法：将红豆、紫米洗净之后浸泡到水中，浸泡一夜之后将水倒掉，放入新的干净的水开始煮，煮至沸腾小火慢炖，将食材煮烂即可，食用的时候可加入少量的蜂蜜，味道更佳。

功效：红豆中存在利尿的物质，因此有利尿的作用，这样就有改善水肿的功效；同时红豆中还存在着非常多的碳水化合物，在平时的生活中也可常常食用。但是同时也要注意，汤中的紫米是不容易消化的，因此不宜多食。

红绿百合羹

原料：绿豆20克，红豆20克，百合20克

制法：将绿豆、红豆、百合洗净，浸泡在水中半小时，之后用大火煮沸，然后转至小火，等待豆子煮熟，可根据自己的喜好，适当放一些盐或是一些糖，食用即可。

功效：绿豆中含有丰富的维他命，维他命的作用就是淡化黑色素；而红豆具有清热排毒的功效；百合则是滋润皮肤的良品。

消肿汤

原料：生薏仁20克、红豆30克

制法：将生薏仁、红豆洗净之后放入水中，浸泡半日，然后控干

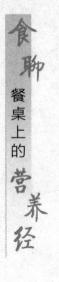
后备用。然后取来干净的水，将生薏仁煮至半软，再将红豆放入锅中煮熟，然后再放入些许冰糖，待冰糖溶解后将火熄灭，放凉后即可食用。

功效：此汤最显著的作用就是美容养颜、益气养血、利水消肿。此外，红豆还有益气补血，利水消肿的作用；薏仁则有健脾利水，清热排脓的作用。

对于女性来说，红豆更是上等的补品，它不仅有美容养颜、润泽皮肤的功效，还可治疗一些妇科疾病。此外，红豆的减肥效果非常的显著，因此成为了广大女性的最爱。

>>> 你可能不知道

※ 各家论述 ※

1. 《神农本草经》：主下水，排痈肿脓血。

2. 《名医别录》：主寒热，热中，消渴，止泻，利小便，吐逆，卒僻，下胀满。

3. 《药性论》：消热毒痈肿，散恶血不尽、烦满。治水肿皮肌胀满；捣薄涂痈肿上；主小儿急黄、烂疮，取汁令洗之；能令人美食；末与鸡子白调涂热毒痈肿；通气，健脾胃。

4. 《食疗本草》：和鲤鱼烂煮食之，甚治脚气及大腹水肿；散气，去关节烦热，令人心孔开，止小便数；绿赤者，并可食。暴利后气满不能食，煮一顿服之。

5. 《蜀本草》：病酒热，饮汁。

6. 《食性本草》：坚筋骨，疗水气，解小麦热毒。

7. 《日华子本草》：赤豆粉，治烦，解热毒，排脓，补血脉。

8. 《本草纲目》：辟温疫，治产难，下胞衣，通乳汁。

9. 《本草再新》：清热和血，利水通经，宽肠理气。

10. 王好古：治水者唯知治水，而不知补胃，则失之壅滞。赤小豆消水通气而健脾胃，乃其药也。

黑豆——增强活力，延缓衰老

黑豆又称为乌豆，其中蛋白质的含量丰富，并且含有大量的微量元素。中医学认为，黑豆属于无毒、味甘性平的食物。主要的功能有解表清热、养血平肝等。

据《本草纲目》记载："黑豆入肾经，故能治水、消胀，下气，治风热而活血解毒。"

现在人们越发喜爱食用黑豆制品，如黑豆豆浆、黑豆豆腐，因为其中含有蛋白质、脂肪、碳水化合物、胡萝卜素、花青素以及一些维生素和微量元素。黑豆所含的异黄酮是促进钙吸收的主要物质，并且能够有效治疗骨质疏松。

尤其是爱美的女性，若是想要自己的皮肤永葆青春，就要常吃用黑豆制品。黑豆的营养价值非常全面，其中蛋白质、维生素、矿物质的含量都非常丰富，并且对活血、利水、解毒等都有非常好的疗效；黑豆中的微量元素的含量也非常丰富，例如锌、镁、硒、氟等，这些微量元素能够延缓人体的衰老和降低血糖；黑豆的豆皮之所以是黑色的，是因为豆皮中含有大量的花青素，花青素是一种非常好的抗氧化剂，这种物质可以有效清除人体内的自由基，抗氧化的效果非常好。同时黑豆也可以促进人体的肠胃蠕动。

中医中认为：豆是肾之谷，而黑色在五行中属水，水走肾，因此，黑豆对改善肾脏有很大帮助。

而人体的衰老往往也和肾的机能有关，想要延年益寿，体力充沛，防止衰老，那么首先就要补肾。在中医中有这样一条规定，黑豆入药，黄豆不入药，而这恰好说明了黑豆的与众不同之处。

黑豆一直以来都被视为药食两用的佳品，磨成豆浆，做成豆腐，或直接烹饪都可以。下面就为大家推荐一款黑豆菜肴，不仅味道非常可口，而且营养价值很高。

海带炖黑豆

原料：海带、黑豆、瘦猪肉、姜、葱、盐

做法：

1. 先把黑豆清洗干净，去除杂质；猪瘦肉洗净，切成块，海带清洗干净，切成丝；姜切片，葱切段。

2. 海带、黑豆、猪瘦肉、姜、葱一起放入炖锅当中，加入适量的水。

3. 把炖锅放到武火上烧沸，之后除去浮沫，改用文火炖煮大约一个小时左右，放入盐拌匀即可。

黑豆具有保护心脏的作用，医学表明，若是一个人每天吃250克黑豆，那么他的心脏病发病风险就会降低38%。虽然除了黑豆，也有很多的豆类能够保护心脏，但是黑豆的健脑功能却是其他的豆类不能比拟的。黑豆中含有大量的花青素，而花青素正是有健脑的功效。而且，黑豆中还含有大量的蛋白质、叶酸、镁以及多种维生素和微量元素，而这些元素对于提高大脑的活跃度是非常有帮助的。

绿豆——消暑解毒，止渴利尿

绿豆属凉性植物，味道甜美，有消暑止渴的作用；此外，绿豆还具有利尿下气的作用，能够清除体内的毒素，因此在药物中毒或者是食物中毒的时候饮用绿豆汤为佳。绿豆还对热肿、热痢等症状有一定的功效。

绿豆皮的作用主要是清热，而里面的部分则具有解毒的功效。因此，若是只用绿豆来消暑的话，那么煮绿豆汤的时候就可以将绿豆直接洗干净，用大火将汤煮沸，但是不能煮太长的时间，一般十分钟左右即可。这样熬出的绿豆汤，颜色绿色并且清澈，直接喝汤即可，这样的汤的解暑效果非常好。

但是若目的是清热解毒，那么就需要将豆子煮烂。而这样煮出来的绿豆汤颜色就显得很浑浊，清热解毒的效果也非常好，但是消暑的效果就不是很明显了。

将其他的食品与绿豆一起煮，这样防中暑的效果就会很好，尤其是将绿豆与银花一起煮，防暑的效果会更佳。绿豆银花汤的具体做法是：将100克的绿豆和30克的银花用水煮沸，放凉后直接服用即可。

>>> 到底怎么吃

一般方法：首先要将绿豆洗净，并且控干水分，然后将锅中注入开水将绿豆放进去，开水的量只要将绿豆没过两厘米即可，大火煮沸，然后转为中火。适时搅拌一下防止粘锅。当水分快蒸发完的时候，再次注入大量的开水，并盖上锅盖煮20分钟左右，等开锅时，绿豆就已经变得很烂，这样绿豆汤就做好了。

浸泡法：将绿豆洗干净，然后放入沸水中浸泡，20分钟之后将其捞出，然后放进锅里，注入适量的凉水，用大火煮40分钟左右即可。

胀发法：首先将绿豆洗干净，然后倒入保温瓶中，将保温瓶注入开水并且将盖子拧紧。过三四个小时之后，将盖子打开，绿豆就已经变得很膨胀并且很松软，然后将这些绿豆放进锅中煮烂即可。

炒制法：首先要将绿豆洗干净，然后将水分晾干，在锅中进行爆炒，十分钟左右将其盛出，再放入锅里煮，这样就很容易将绿豆煮烂。

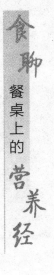
冷冻法：首先要将绿豆洗干净，然后放入沸水中浸泡，大约十分钟左右捞出来放至冷却，然后将绿豆放进冰箱冷冻，大约四个小时之后取出来，放入锅中煮沸即可。

焖制法：首先要找一个暖壶，将里面注入开水，然后将绿豆洗干净放入暖壶中，将口封好，第二天打开盖子就可以直接品尝鲜美的绿豆汤了。

>>> 你可能不知道

绿豆糕作为北京传统点心，历史十分悠久。关于绿豆糕还有一个传说：在端午节的时候，瘴疬之气非常的旺盛，而绿豆是具有清热解毒功效的食物，所以人们就会在端午节的时候吃绿豆糕，以避免被瘴疬之气所侵蚀。而李时珍所著的《本草纲目》中也这样记载着："绿豆磨之为面，澄滤取粉，作饵炖糕……有解诸热，补益气，调五脏，安精神，厚肠胃之功。"

>>> 千万要注意

在烈日炎炎的夏季，最实惠的解暑食品便是绿豆汤了。中医认为，绿豆是夏日消暑解毒、止咳润喉的良药。

医学表明，绿豆中蛋白质和磷的含量比鸡肉中的含量还要高，而钙的含量是鸡肉的7倍，铁的含量则是鸡肉的4.5倍。而这些元素对于身体发育和生理机能都有一定的促进作用。

医学实验证明，绿豆对于防止动脉粥样硬化、减少血液当中的胆固醇以及保肝等都有显著的效果。

但是，营养学家也提醒我们：虽然绿豆汤对于大多数人是没有危害的，服用时可以放心，但是若是体质微弱，还是少喝为妙。另外，对于有寒症的人来说，绿豆汤不可以多喝。而且由于绿豆本身就具有解毒的功效，所以正在用中药调养身体的人也不能够多喝。

蚕豆——健脑

蚕豆作为人类历史上最悠久的食用豆类作物，也被称为罗汉豆、胡豆等。

蚕豆中含有调节大脑和神经组织的重要成分钙、锌、锰、磷脂等，并含有丰富的胆石碱，有增强记忆力的健脑作用。蚕豆中的蛋白质含量丰富，且不含胆固醇，可以预防心血管疾病。蚕豆中的维生素C可以延缓动脉硬化，蚕豆皮中的膳食纤维有降低胆固醇、促进肠蠕动的作用。现代人还认为蚕豆也是抗癌食品之一，对预防肠癌有作用。

在医学上，蚕豆还可以作为药材使用，它具有健脾去湿，通便凉血的功能。无论是蚕豆的种子、茎叶还是它的花、皮、荚壳，都是良好的药材。蚕豆叶的止血作用显著，而蚕豆的花则是降血压的良方。

蚕豆的淀粉和脂肪的含量也非常的丰富，熟透了的蚕豆可以作为粮食，同时还可以做豆瓣以及各种糕点。

嫩蚕豆的保质期很短，稍不留神就会失去原本鲜嫩的味道。但是，老蚕豆的滋味还是很醇香的，大多数人依旧喜欢老蚕豆的味道。蚕豆的食用方法很多，可煮、炒、油炸，也可浸泡后剥去种皮炒菜或做汤；制成蚕豆芽，其味更鲜美；蚕豆粉是制作粉丝、粉皮等的原料；也可加工成豆沙，制作成糕点。蚕豆不可生吃，应将生蚕豆多次浸泡且焯水后再进行烹制。

蚕豆糕

材料：300克去皮的新鲜蚕豆，30克白砂糖，15克黄油。

第一章 五谷杂粮总动员，营养价值不可替代

做法：

1. 在锅中放入清水后煮至水沸腾，然后将蚕豆去皮洗净，放入锅中，盖上锅盖煮三分钟后捞出来，放凉；

2. 将煮烂的蚕豆放进保鲜袋中，平放在面板上，用擀面杖反复压碾，将蚕豆碾碎；

3. 将白砂糖和黄油放进蚕豆泥中，搅匀；

4. 放入冰箱，两个小时后将其取出；

5. 最后将蚕豆泥放进模具中做成不同的形状即可。

>>> 你可能不知道

蚕豆含有致敏物质，有些过敏体质的人（男孩较多）吃了会产生不同程度的过敏、急性溶血等中毒症状，就是俗称的"蚕豆病"。这是因为这些人的体内缺乏某种酶类所致，是一种遗传缺陷。发生过蚕豆过敏者一定不要再吃。

蚕豆性滞，不可生吃，应将生蚕豆多次浸泡或焯水后再进行烹制。蚕豆还不可多吃，以防胀肚伤脾胃。

民间还有一些关于蚕豆的小偏方，对缓解某些身体不适很有效。水肿：蚕豆60克，冬瓜皮15克，水煎服。肺结核咯血：蚕豆洗净，捣烂取汁，每次服20克，一天2次。酒醉不醒：蚕豆苗适量，加油、盐煮汤，灌服。水泻：蚕豆茎30克，水煎服。

豌豆——抗菌消炎，清肠防癌

>>> 为什么要吃

豌豆中所含的营养物质非常的丰富，例如蛋白质，正是提高人体机能和抗病毒的主要物质。

豌豆与一般的蔬菜是不同的，豌豆中含有大量的止杈酸、植物凝素和赤霉素等物质，这些物质的主要作用是抗菌消炎和增强新陈代谢。

此外，豌豆当中的胡萝卜素也非常丰富，食用后可以有效地降低癌症的发病率。

豌豆中各种人体所需的氨基酸的含量也很高，可以有效促进儿童的发育。

此外，在新鲜的豌豆当中，还含有大量的粗纤维，这种粗纤维可以清理肠道，也可以降低胆固醇。

➤➤➤ 到底怎么吃

豌豆分鲜豌豆和老豌豆，二者在营养价值上各有优势。鲜豌豆所含的维生素A和C比老豌豆多；而相等量的老豌豆所含的热量、碳水化合物和蛋白质又比鲜豌豆多近1倍。鲜豌豆一般炒食或与大米一同煮粥；老豌豆也可熬粥，还可做豌豆黄、豌豆面或豌豆凉粉。

但是豌豆也有缺点，那就是豌豆中的钙和磷的含量并不高，所以，我们在食用豌豆的时候，要注意选择与钙的含量比较高的食物搭配，例如牛肉、白菜或是一些豆制品，这样的配菜既增加了口感又提高了营养。当然，豌豆也不能够多吃，吃得过多会引起腹胀。

➤➤➤ 你可能不知道

我国一些地区一直流传着这样一个习俗，在立夏这一天要吃糯米豌豆饭、称体重、吃鸭蛋，而这个流传已久的习俗还与诸葛亮有关。

在三国时期，蜀国管辖滇中地区少数民族首领孟获，在被诸葛亮七擒七纵后，归顺于蜀国。

后来，诸葛亮临终前召见了孟获，并亲自嘱托："我虽要离去，幼主还在，希望你每年至少看望他一次。"而这一天恰巧是立夏，孟获为人非常爽快，便一口答应。从此之后，一到立夏，这位少数民族的首领都会拜望刘禅。

又过了几年，晋国将蜀国灭掉，把刘禅软禁到洛阳，但是孟获没有

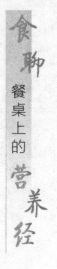

忘记诸葛丞相的嘱托，每年的立夏时节都会带领随从护卫到洛阳看望刘禅。孟获也有过人之处，担心刘禅被亏待，所以每次去拜见刘禅都会用大称称刘禅体重，并且对晋武帝说，如果有怠慢刘禅之处，他是决不答应的。

晋武帝见孟获这样认真，于是就想到了一个主意，他知道刘禅喜欢吃黏甜的食物，所以一到立夏时节，就让人给他煮豌豆糯米饭作为主食，这个时候新豌豆恰巧上市，又甜又香，做成米饭非常可口，刘禅每次都吃几碗。这样一来等孟获来称体重时，刘禅都会比前一年重几斤。孟获自然是无话可说。

从此之后，在立夏这一天吃豌豆糯米饭、称体重就开始在一些地方流传，并且延续至今。

其他杂粮——芡实、芝麻

芡实——预防滑精，治疗腰酸

>>> 为什么要吃

芡实也叫做鸡头米、鸡头实等，属于睡莲科水生的草本植物。古药书上曾经记载道：芡实，婴儿食之不老，老人食之延年，补而不峻，防燥不腻。所以说它是食补中的极品。在性能方面，芡实与莲子是非常相似的，但是收涩性要比莲子强，所以经常与莲子一同食用，有延缓衰老的功效。

同时，经常食用芡实可以补脾止泻、固肾涩精，对妇女的带多腰酸也有一定作用。此外，经常食用芡实可以帮助消除炎症。

芡食中含有丰富的蛋白质、碳水化合物等基本营养成分，还含有多种人体所需的维生素，包括维生素C、维生素E和β-胡萝卜素等。此外，芡食中含抗氧化成分，具有良好的抗氧化作用，可延缓衰老。

芡食既可生用，也可炒制，还可像其他米类一样做粥和羹。生芡食可用来泡酒，功效主要是补肾涩精，而食用炒芡食可健脾止泻。

炒芡实家庭制作不太方便，因为在炒制的时候，需要加入麦麸，而且要准确掌握火候，所以家庭当中很少做炒芡实。用芡食做粥是一般家庭普遍采用的食用方法。

山药薏米芡实粥

原料：150克芡实、150克薏仁，75克素肉、75克槟榔干、少量的盐

做法：

1. 将芡实和薏仁放进清水中洗净，浸泡一个小时左右；然后将素肉和槟榔干洗净，泡软，切成片状。

2. 将锅中注入适量的水，将芡实和薏仁放进去，大火煮熟，然后改成小火，直至煮烂，之后将素肉和槟榔干也放入锅中，煮5分钟左右，再放入少量的盐就可以了。

功效：山药可益气补脾、滋精固紧，薏米可健脾去湿，治疗肺热，加之芡食在前文提到的各种作用，山药薏米芡实粥可健脾补肾去湿利水。

要特别提醒的是，此粥虽然在四季都适合饮用，但是夏季饮用效果最佳，因为此粥材料中的各种纤维素能够清理肠胃，增加饱腹感，是夏季减肥的良药。

>>> 千万要注意

芡食虽然有很多营养成分，但其性质固涩收敛，不宜长期作主食食用。而且，芡食无论生食还是熟食，一次都不宜食用过多，否则难以消化。平时有腹胀症状的人忌食。

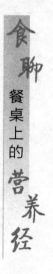

芝麻——养血，防皮炎

黑芝麻别名胡麻，是胡麻科的植物。它的种子是黑色的，内部含有非常丰富的营养物质，包括不饱和脂肪酸、蛋白质和人体所需的各种元素。《神农本草经》上这样记载着："芝麻，补心脏，益气力，长肌肉，填髓脑，久服强身"，所以黑芝麻可以说是保健的良品。

黑芝麻性味甘平，归经为肝、肾、大肠经，能补肾润肠。此外还能够有效治疗头昏耳鸣，白发脱发，大便干燥等。

在黑芝麻当中，还含有人体必须的氨基酸，而这种氨基酸与维生素E和维生素B_1共同作用，能够促进人体内的新陈代谢。黑芝麻中还含有非常丰富的铁，可以有效抑制贫血。

黑芝麻中含有卵磷脂，而卵磷脂是胆汁中的成分之一，若是胆汁中胆固醇的含量与胆酸，卵磷脂的比例失调，就会沉积形成胆结石，卵磷脂可以分解、降低胆固醇，就可以预防胆结石的形成。

黑芝麻外面有一层硬壳，食用时一定要碾碎，否则其中的营养成分无法释放。

一般来说，黑芝麻建议熟食，因为对于肮胃不好和消化系统功能不健全的人来说，生吃黑芝麻易引起腹泻。食用前可进行小火炒制，以充分发挥其营养功效，但不建议油炸或反复高温加热，因为芝麻当中含有不饱合脂肪酸，反复高温易被氧化产生有害物质。另外，黑芝麻具有养血补肝肾的作用，做菜的时候撒一些熟芝麻，不仅会提升菜的香味，而且还可以改善视力。

黑芝麻糊

原料：黑芝麻、糯米粉（此外，可根据个人喜好加入核桃仁、薏米等其他杂粮）、白糖

做法：

1. 炒制黑芝麻粉和糯米粉：将黑芝麻洗净沥干，加入烤箱调至150度，烘烤10分钟左右（或直接入锅用小火炒熟），将熟芝麻放入搅拌机打成粉末状将糯米粉炒至颜色变黄。

2. 将熟芝麻粉、糯米粉以2:1的比例用沸水冲调，根据个人口味添加白糖，所选取的其他辅料可用同样方法烤熟或炒熟，加入黑芝麻粉中一起冲调。

功效：黑芝麻糊可以将黑芝麻中的营养完全释放出来，有利于营养的吸收而且较佳的口感可以增进食欲，是老少皆宜的健康食品。

>>> 你可能不知道

芝麻挑选有窍门

品质好的黑芝麻，外表乌黑光亮；果实也是非常饱满，外皮很薄，嘴也又尖又小；籽粒的颜色是白色，中间不会看到很多的杂质；而且香气非常浓郁。

相对的，品质不好的黑芝，麻颜色就很暗淡，不是纯正的黑色而是棕黑色，籽粒也不饱满；有些黑芝麻还会显得很干瘪，嘴过于尖锐；香气不浓，甚至会有一点发霉的气味，吃起来口感也不是很好，甚至会有一点苦涩。

第二章
营养饮食有秘密，各类蔬菜比一比

茎叶类蔬菜——营养价值最丰富

白菜——百菜之首

>>> **为什么要吃**

中医学上对白菜有这样的介绍：白菜味甘微寒，可养胃生津、除烦解渴、利尿通便、清热解毒等。民间还广为流传着这样一句话："鱼生火，肉生痰，白菜豆腐保平安"。

白菜中的水分高达95%。在干燥的冬天，白菜是最适合食用的蔬菜。此外，白菜中还含有多种维生素，可以延缓皮肤衰老。

白菜中还含有大量的粗纤维，这些粗纤维可以起到润肠排毒的作用，还能够促进消化。

>>> **到底怎么吃**

大白菜食法颇多，从烹调方法上看，无论是炒，熘，烧，煎，烩，扒，涮，凉拌，腌制，都可做成美味佳肴，特别是同鲜菇、冬菇、火腿、虾米、肉、栗子等同烧，可以做出很多特色风味的菜肴。

而且，大白菜还可以制成酸菜、腌菜、酱菜、泡菜、脱水菜、风干菜等，可以说是"全才蔬菜"。

❀ 白菜粉丝豆腐汤

原料：豆腐、白菜、泡好的粉丝、骨汤、葱、姜

做法：

1. 将白菜洗净，切成小段。
2. 将葱、姜放入油中炸香，再放入白菜翻炒。
3. 白菜翻炒变色后加入骨汤，水开后下豆腐块，煮2到3分钟。
4. 最后加入粉丝，煮2分钟左右，加鸡精、盐等调味料，出锅。

功效：清热利尿，促进肠胃功能，这道菜口感鲜美、清淡，可去油去腻，既可做为鱼肉大餐后的爽口小菜，也可做家常瘦身美食。

▷▷▷ 千万要注意

在日常生活中，大白菜是人们餐桌上的常客，体态偏胖、脾胃不和的人，更应该多吃一些大白菜。但是也不是所有的人都适合吃大白菜，例如胃寒的人就不能够多吃。

要注食挑选和食用新鲜的大白菜。食用腐烂的白菜会危害健康，因为腐烂的白菜会产生亚硝酸盐，而亚硝酸盐是常见致癌物。

娃娃菜——降燥排毒

▷▷▷ 为什么要吃

娃娃菜味道甘甜，口感细腻润滑，价格略高于普通大白菜，营养成分与大白菜相近，富含维生素和硒，叶绿素含量较高。同时，娃娃菜还含有丰富的纤维素及微量元素，纤维素可促进人体胃肠的运动，润肠通

便，尤其在干燥的秋冬季节，多吃些娃娃菜可以降燥排毒。除此以外，娃娃菜还有增强抵抗力、解渴利尿的功效。

>>> 到底怎么吃

娃娃菜的吃法多种多样，可以凉拌，可以涮食，但是最为适合的还是做成上汤菜肴，将其与高汤、皮蛋、红枣和枸杞一同烹煮，不仅可以衬托出娃娃菜本身的清甜之味，经常食用还具有养胃生津、除烦解渴、清热解毒的功效。

上汤娃娃菜

原料：娃娃菜、皮蛋、红辣椒、葱、蒜、高汤、淀粉

做法：

1. 将娃娃菜洗净切条，再将皮蛋切小丁。
2. 将锅中倒入少许油，放入蒜瓣煎出香味。将高汤倒入，烧开。
3. 将娃娃菜、皮蛋倒入锅中，娃娃菜变软时捞出来，留待备用。
4. 将经辣椒，葱末放入汤中煮一分钟，然后加入淀粉勾芡，最后将调好的汤汁浇在娃娃菜上即可。

功效：炖煮后的娃娃菜有助于消化，能促进肠壁蠕动，适合肠胃功能差的人或病患食用。

>>> 你可能不知道

提神降压的良品

很多上班族经常觉得提不起精神，整天没精采。这可能是经常熬夜，不按时吃饭所致，也可能是体内缺钾的信号。如果真的是因为缺钾，可以吃一些娃娃菜来补充。

钾是人体内不可或缺的元素，可维持人体神经和肌肉的正常功能。

而缺少钾元素，会导致精力和体力下降，倦怠疲劳，四肢无力。缺钾现象以前并不常见，但随着现代生活节奏加快，很多上班族工作压力大，三餐不规律，长时间不吃主食，喝大量咖啡来提神，身体和精神上的过度紧张和不良饮食习惯导致钾元素流失，出现上述症状。

要补充钾元素娃娃菜是不错的选择，据测定，100克娃娃菜中约含287毫克钾，而同等重量的大白菜仅含130毫克钾。虽然水果中香蕉也是高钾食物，但香蕉含糖量也很高，不宜多食。

芹菜——平肝降压，安定情绪

祖国医学对芹菜有这样的介绍："甘凉清胃，涤热祛风，利口齿、咽喉，明目和养精益气、补血健脾、止咳利尿、降压镇静"，这说的就是芹菜的一系列的功效。现代医学也表明，芹菜能够预防多种疾病，如高血压、贫血、佝偻病和血管硬化等，是人们日常生活中不可缺少的重要蔬菜。

同时，芹菜还具有非常高的营养价值，专家指出，每100克芹菜当中含有2.2克蛋白质，8.5毫克钙，61毫克磷，8.5毫克铁，其蛋白质含量要比其他的蔬菜高出一倍之多。此外，芹菜中还含有多种维生素，对人体的健康是非常有帮助的。

将芹菜榨成汁加一些蜂蜜，就成为了预防高血压的良药；若是将芹菜汁煮沸了之后服用，这就是治疗糖尿病的良药；而且，鲜奶与芹菜一起煮，就能有效地治疗风痛；这些都是芹菜的药用价值。

此外，研究还发现，芹菜中含有大量的水分和纤维素，这些物质能够帮助脂肪分解，所以，多吃芹菜也是减肥的好方法。

芹菜的茎和叶中含有挥发性甘露醇，有独特的芳香气味，可以增强食欲，还具有保健作用。但很多家庭吃芹菜时，选择摘去叶子只留下芹菜茎作为食材，这是十分浪费的。因为芹菜叶中的营养成分远高于芹菜茎。营养学家对其进行的测试表明，芹菜叶中的胡萝卜素含量是茎的88倍，维生素C的含量是茎的13倍，维生素B_1的含量是茎的17倍，蛋白质的含量是茎的11倍。所以，芹菜叶也是营养价值很高的食材，食用芹菜时应保留芹菜叶。

韭菜——壮阳补气，固精健体

韭菜是百合科的年生草本植物，这种植物一年四季都可以生长，而春韭是韭菜中的极品。春韭就是早春上市的韭菜，颜色鲜艳，气味也非常的香。在温室中培养出来的黄色韭菜被称为韭黄，这种韭黄冬季或者是春季上市的比较多。夏季和秋季的韭菜质量没有春季的韭菜好。

韭菜不仅仅只是作为蔬菜食用的，同时也可以作为一种药材。在陶弘景的《名医别录》就这样记载：韭菜味甘、辛、性温，能够补肾助阳、温中开胃、降逆气、散瘀，主治肾阳虚衰，阳痿遗精是遗尿，腰膝酸软，噫嗝反胃，腹痛，胸痹作痛，内有瘀血、失血等。

韭菜当中含有大量蛋白质、脂肪、糖类、以及多种维生素、纤维素和微量元素。韭菜中的挥发性精油具有活血，助肝的作用。

韭菜在医学上被称之为"壮阳草"。医术上记载：韭菜有温中下气、补肾益阳之效，所以，对于老年人的性功能衰退等症状，具有温补的作用。韭菜还有防脱发的功效。

韭菜中的纤维素含量是非常丰富的，纤维素的产生能够促进消化液的分泌，促进胃肠的蠕动，能够有效地帮助人体消化，增加食欲，因此韭菜还具有开胃通肠的功效，并且能够有效地治疗便秘、直肠炎等疾病。医学还证实，韭菜中含有大量的纤维素，还能够起到杀菌的作用，这样不但可以促进食欲，还可以降低脂肪，是生活中的一味良药。

民间有一句谚语"种块韭菜，祛病消灾"，这句话就是告诉我们，韭菜有利于身体健康，是老少皆宜的蔬菜。

>>> 到底怎么吃

韭菜浑身都是宝。除常见的用韭菜叶炒菜和做馅以外，韭菜籽和韭菜花也可加以利用，韭菜籽性温，味辛、甘，具有补肝肾，暖腰膝，助阳，固精的功效。经常用于阳痿、遗精、遗尿小便频数、腰膝酸软、冷痛、白带过多等。可将韭菜籽炒熟后泡水食用，也可将韭菜籽榨成油食用。

韭菜花可捣烂加盐腌制成韭菜花酱，清香四溢，去腥解腻，是广受喜爱的火锅醮料。

◇韭菜炒鸡蛋◇

原料：韭菜，鸡蛋，盐，鸡精，酱油

做法：

1. 将鸡蛋打入碗内，加盐搅匀。
2. 将韭菜摘洗干净，控出水分，切成小段。
3. 将油倒入锅中烧热，将鸡蛋倒入翻炒，盛出。
4. 倒入韭菜快速翻炒，加少许酱油。
5. 倒入炒好的鸡蛋，和韭菜一同翻炒均匀后，加入鸡精调味。

功效：这道菜温中养血，温暖腰膝，适合肾阳不足引起的腰膝酸软、阳痿早泄者。同时，韭菜中的膳食纤维还可清洁肠壁，促进排便，十分适合老年人食用。

>>> **千万要注意**

韭菜虽好，也不宜每日食用，且其食物搭配禁忌较多，食用时需要多加注意。据专家介绍，韭菜性偏热，多吃易上火，阴虚火旺者不宜多吃，夏季天气太热时也不宜多吃。

李时珍曾经在《本草纲目》中记载："韭菜春食则香，夏食则臭，多食则神昏目暗，酒后尤忌。"其中强调韭菜不能与白酒同食，因为白酒性辛热，可促进血液循环，扩张血管；而韭菜性辛温，温补壮阳。二者同食，体质较弱的人难以承受，有出血性疾病的人更需注意。

油菜——活血化瘀

>>> **为什么要吃**

油菜中含有多种营养物质，包括铁、钙、胡萝卜素以及维生素C等。在绿叶蔬菜中，油菜的钙含量是最高的，而其维生素C含量比大白菜高出一倍多。

油菜所含的膳食纤维可以促进排泄，减少脂肪吸收，既可以降低人体的血脂，又可以治疗便秘，预防肠道肿瘤。油菜所含的植物激素，可以促进形成酶，使一些致癌物质被分解消灭掉。

>>> **到底怎么吃**

油菜的食用方法很多，不管是炒，熘，烧，煎，烩，扒，涮等，都可以做成美味可口的菜肴，特别是同香菇一起同烧，更是一道家喻户晓，营养丰富的大众菜品。

🌸 **香菇油菜** 🌸

原料：新鲜油菜、香菇，盐、白糖、酱油、鸡精、淀粉、食用油

做法：

1. 将新鲜油菜清理干净洗好，控水放入空盘中；用温水浸泡香菇，去蒂，切丁放入盘中。

2. 将油倒入铁锅并烧热，倒入小油菜，加少许盐，炒熟盛入盘中；倒入油，在油烧热至一半时，

3. 倒入香菇丁，分别加入盐、白糖、酱油翻炒，香菇炒熟后，用水淀粉勾芡；

4. 倒入已炒熟的蔬菜翻炒几下，关火放鸡精，再翻炒几下即可。

功效：解毒消肿、活血化瘀。

凉拌油菜

原料：新鲜油菜，盐、花椒、味精、食用油

做法：

1. 将新鲜油菜清理干净洗好切片，用热水烫一下，再用凉水过凉，控水放入空盘中；

2. 将油倒入铁锅并烧热，放入花椒，等花椒炸出香味后捞出花椒粒；

3. 把油倒在菜上，加入盐、味精即可。

功效：顺肠通便，降脂降糖。

油菜炒虾肉

原料：虾肉、新鲜油菜，姜、葱、酱油、料酒、淀粉、盐、食用油

做法：

1. 虾肉洗净切片，并用料酒、酱油、淀粉搅拌均匀，将油菜洗净，掰开梗叶分别切成段，再将姜葱分别切成丝和末；

2. 将油倒入铁锅并烧热，倒入虾片炒几下盛入盘中；

3. 将油锅烧热，先后放入油菜梗和叶，撒上少许精盐，炒至五成熟后倒入虾片、葱末、姜丝，大火炒几下盛入盘中即可。

功效：提高人体抵抗力。

在很多本草类书籍上，油菜都被认为是发物，所以患有眼疾、疥疮、狐臭等疾病的人士最好少食用。

一般绿叶蔬菜中的硝酸盐含量都很高，存放时间过长，蔬菜中的硝酸盐经过酶和细菌的分解会转化成亚硝酸盐，而亚硝酸盐是致癌物质，因此不要食用隔夜的熟油菜。

菠菜——补血滋阴

>>> 为什么要吃

《本草纲目》上记载，长期食用菠菜，可以"开胸膈，通血脉，止渴润燥，下气调中"，也就是说，经常吃菠菜可以清热解毒。从中医学上来讲，菠菜能养血、敛阴、除燥，可以让人顺肠通便。

菠菜还具有美颜润肤的功效，它与苹果、胡萝卜、鸡肉、脱脂牛奶、麦芽油、贝类、橙子、金枪鱼和白开水一起并称"十大润颜美肤的食物"。对于追求美丽的人士来说，菠菜也是不错的选择。

在菠菜中还含有相对丰富的蛋白质，维生素A、B、C、K。每100克菠菜的蛋白质含量为2.4克（一斤菠菜的蛋白质含量差不多等同于两个鸡蛋）。此外，波菜中还含有大量维生素，其中维生素A、B、C、K的含量分别是番茄的3倍。维生素K对于防止皮肤或内脏等出血问题有积极作用，而在一般果蔬中都没有这种维生素。

>>> 到底怎么吃

菠菜的食疗功效

1. 视力模糊，两目干涩

在工作时，上班族眼睛要经常盯着电脑，敲打键盘，一天下来，身体各部位以及大脑都会感觉非常疲劳。这时，上一道明目美颜的菠菜，可以缓解一天的疲劳。

食用方法：菠菜、羊肝各适量。将羊肝放入沸水中，几分钟后放入菠菜，再放入少许精盐、鸡精、麻油，煮沸后即可，此汤可以养肝明目。

注意：菠菜中含有很多草酸，会阻碍钙的吸收。因此，在食用菠菜前，先用开水烫一下，可以去草酸。婴幼儿最好不要食用菠菜，易患肾结石、软骨病等疾病，急需补钙的人士也不要食用菠菜。

2．视物不清，头昏肢颤

食用方法：菠菜、藕各适量。将菠菜放入沸水中，再将切好片的藕放入沸水，片刻后捞出，最后加入少许精盐、鸡精、麻油搅拌均匀。此菜可以清肝明目。

3．高血压、头痛、目眩、便秘

上班族大部分时间都是坐着，很容易便秘，加上工作压力大、任务繁重，容易出现头痛和目眩等症。这些症状，都可以食疗来缓解。

食用方法：菠菜连根，适量，用开水烫熟，控水后放入麻油搅拌均匀即可。

4．缺铁性贫血、衄血、便血、坏血病

食用方法：菠菜、熟猪血各适量。将猪血入油锅翻炒，然后倒入料酒，水煮干后加些肉汤、菠菜、精盐、胡椒粉，煮开后盛出。这道汤可以滋阴养血，敛阴解渴。

根类蔬菜——保健效果好

胡萝卜——益肝明目，利膈宽肠

>>> 为什么要吃

胡萝卜又叫红萝卜、黄萝卜，原产于中亚细亚一带，元代末传入我国。

胡萝卜中的胡萝卜素有补肝明目的作用，可治疗夜盲症。胡萝卜中含有大量维生素A，维生素A是骨骼正常生长发育的必需物质，有助于细胞增殖与生长，是机体生长的要素，对促进婴幼儿的生长发育具有重要意义。此外，胡萝卜含有植物纤维，吸水性强，在肠道中体积容易膨胀，可加强肠道的蠕动，从而起到排毒通便、预防肠癌的作用。

>>> 到底怎么吃

胡萝卜既可以烧、炒、煮、拌、炸，还可以用做配料。

胡萝卜素属于脂溶性物质，只有溶解在油脂中，才能在人体肝脏中转变成维生素A，为人体所吸收。如果生吃胡萝卜，其中九成以上的胡萝卜素不会被吸收而是直接被排泄掉，所以胡萝卜不宜生吃。

在烹调胡萝卜时不宜加入醋，会导致胡萝卜素的流失。此外，虽然食用胡萝卜大有好处，但是适量食用即可。

胡萝卜炖牛肉

原料：牛肉，胡萝卜，胡椒粉、酱油、盐、八角、糖各适量

做法：

1. 将清洗干净的牛肉切块，倒入煮沸的开水中去血水，控水捞入锅中；

2. 把胡萝卜洗净切块，放入锅中；用火煮开，加入适量的胡椒粉，酱油、盐、糖，最后用中火炖熟。

作用：此汤可以健身、丰胸、明目、抗衰老、防皱。女孩儿在发育阶段饮用此汤，效果甚好。此外，牛肉可以补血，生理期或贫血时可以食用。

>>> 你可能不知道

祛病小偏方

1. 夜盲症：胡萝卜和鳝鱼肉适量，分别切丝。油锅烧热，倒入胡萝

卜丝和鳝鱼丝，稍加翻炒，加少许精盐、酱油、醋，炒熟即可。

2．角膜软化症：胡萝卜、鸡蛋适量，胡萝卜洗净切丝、鸡蛋剥壳放入沸水。食用时加调料调口味。

3．百日咳：将足量的胡萝卜压榨取汁，再加入足够量的冰糖煮开。

4．气血不足、头晕眼花：准备足够量的胡萝卜、淮山药、羊肉、蜜枣、生姜。将羊肉、胡萝卜洗净切块。开火倒油放入少许姜；然后将洗净的食材全部放入锅中，倒入清水煮沸后，文火炖两个小时加调料即可。

>>> **千万要注意**

饮酒时不要吃胡萝卜，因为胡萝卜素与酒精的相互作用，会使人体的肝脏器官中毒；此外，萝卜与胡萝卜不要一起食用，因为萝卜是通泻类食物，而胡萝卜是滋补类食物。

芋头——中益肝肾，添精益髓

>>> **为什么要吃**

芋头又称芋艿，口感细软绵甜，营养价值与土豆相似，是一种很好的碱性食物。芋头块茎中的淀粉含量达70%，所以它既可当粮食，又可做蔬菜。芋头富含蛋白质、钙、磷、铁、钾、镁、钠、胡萝卜素、烟酸、维生素C、维生素B_1、维生素B_2、皂角甙等多种营养成分，是滋补佳品。中医认为，芋头性甘、辛、平，入肠、胃经，具有益胃、宽肠、通便散结、补中益肝肾、添精益髓等功效，对辅助治疗大便干结、甲状腺肿大、乳腺炎、虫咬蜂蜇、肠虫癖块、急性关节炎等病症有一定作用。

芋头的制作方法多种多样，煮、煎、煲、炸都可以，成菜后口感爽滑酥软、美味可口，宜荤宜素。

红豆芋头甜汤

原料：鲜芋头、红豆，炼乳

做法：

1. 将红豆洗净浸泡3到4小时。
2. 开大火将水烧开，然后倒入红豆，用中火将红豆煮烂。
3. 将芋头洗净去皮，切成丁，在红豆汤中加适量热水后放入芋头丁，煮约十分钟至芋头熟透。
4. 调入适量炼乳搅拌均匀即可。

功效：这道甜品具有补血气、增加肝脏功能的作用，可以消除气血不顺导致的脸色苍白，帮助排除体内的毒素，减少脂肪。

土豆——防止中风，和胃健脾

土豆中的蛋白质最接近动物蛋白，比大豆的还要好。土豆还富含钾、锌、铁等元素，其中钾元素可预防脑血管破裂。都说苹果是保健佳品，而土豆所含的蛋白质和维生素C均为苹果的10倍，其维生素B_1、B_2，铁和磷的含量也比苹果高得多。

土豆有和胃、调中、健脾、益气的作用，对胃溃疡、习惯性便秘、热咳及皮肤湿疹也有治疗功效。土豆所含的纤维素细嫩，对胃肠黏膜无刺激作用，有解痛或减少胃酸分泌的作用。

此外，土豆作为主食能起到减肥的作用，同大米相比，它所产生的热量较低。

土豆的吃法多种多样，可做成土豆条、土豆饼、土豆泥、土豆汤等。因土豆淀粉含量充足，西方许多国家将其用作主食。在中餐当中，用土豆作主食并不常见，大多数人把它当菜吃。

在做菜的时候，尤其是烧菜、炖菜、汤当中，只要我们喜欢，都可以放入土豆，这样不仅不会影响主菜的味道，而且还能够吃到带有主菜口味的土豆，可谓是两全其美。

醋溜土豆丝

原料：土豆、青椒、花椒、干辣椒、葱花、醋、糖、盐

做法：

1. 将土豆洗净去皮切丝，尖椒洗净切丝。

2. 将土豆丝放入清水中浸泡一会，然后冲洗几次，把淀粉洗出去，沥干。

3. 锅中加少许油烧至温热，放入花椒，将花椒炸香拣出。

4. 再次打开火，待油温七成热时，放入干辣椒和葱花，爆香后，倒入土豆丝煸炒熟。

5. 随后依次放入醋、糖和盐大火翻炒半分钟。

6. 加入青椒丝继续炒半分钟，最后加入淀粉汁勾芡，翻炒均匀即可出锅。

功效：这道菜咸中带酸，口感脆爽，可以增进食欲。其中大量膳食纤维能宽肠通便，帮助机体及时排除毒素，防止便秘，预防肠道疾病。菜品中除了富含前文所述的土豆的营养成分，其中的食醋还可软化血管，降低胆固醇，预防和缓解高血压等心脑血管疾病。

杂蔬土豆泥

原料：土豆、玉米粒、青豆粒、胡萝卜粒、盐、奶粉

做法：

1. 将土豆去皮切片，并将蔬菜粒洗净。

2. 把蔬菜粒扔到锅里加少许盐煮，水开之后把土豆片放到蒸，直到土豆蒸熟。

3. 把蔬菜粒捞出沥干水分，把土豆碾成泥，然后把蔬菜粒、奶粉、少许盐加入土豆泥中拌匀即可还是买现成的蔬菜丁方便。

功效：这道菜不仅完整保留了土豆的营养成分，搭配各种蔬菜食用还可保证营养摄入的平衡。这样一份果蔬土豆泥可以单独食用，无需另配主食，营养又瘦身。

>>> 千万要注意

如果土豆皮变绿，则说明其中的毒素龙葵素的含量较高。这时不仅需要削皮，还要多切去一些果肉，把变绿的部分完全除去。如果土豆皮变绿部分较大或者已经长芽，这样的土豆就不要吃了，否则很容易食物中毒。

红薯——通便排气

>>> 为什么要吃

红薯，又称甘薯、番薯、山芋等。红薯中含有多种人体需要的营养物质。每500克红薯约可产635千卡热量，含蛋白质11.5克、糖14.5克、脂肪1克、磷100毫克、钙90毫克、铁2克、胡萝卜素0.5毫克，另含有维生素B_1、维生素B_2、维生素C与尼克酸、亚油酸等。其中维生素B_1、B_2的含量分别比大米高6倍和3倍。特别是红薯含有丰富的赖氨酸，而大米、面粉恰恰缺乏赖氨酸。

红薯含有大量膳食纤维和果胶，在肠道内难以被消化吸收，却能刺激肠道，增强肠道蠕动，通便排毒，尤其对老年性便秘有较好的疗效。此外，红薯中还含有一种类似雌性激素的物质，对保护人体皮肤、延缓衰老有一定的作用。

红薯不仅是健康食品，还是祛病的良药。《本草纲目》记载，红薯有"补虚乏，益气力，健脾胃，强肾阴"的功效。《本草纲目拾遗》中说，红薯能"补中、和血、暖胃、肥五脏"。

>>> 到底怎么吃

红薯中所含的钙质进入人体后，要消化很长一段时间才能被吸收利用，午后的阳光能增强人体对钙的吸收能力，所以，我们吃红薯时最好是在中午，这样一来，进入人体的红薯可以有足够的时间进行分解，其钙质才可以尽快被吸收，从而不影响人体吸收晚饭食物中的钙。

百合红薯粥

原料：大米、干百合、红薯、芝麻粉

做法：

1. 将红薯去皮切成小块，并将干百合洗净。
2. 将干百合、大米、红薯块一起放入锅中，加水熬煮1小时左右。
3. 粥熬烂后可盛出，食用时可撒上芝麻粉。可以加糖，也可配咸菜吃。

功效：这道粥品是秋季滋补佳品。粳米或糯米做成的粥，有极好的健脾胃、补中气的功能，而百合和红薯都是秋季的养生之宝，百合润燥，红薯健脾胃。

>>> 千万要注意

食用红薯有讲究

1. 食用红薯之前一定要蒸熟煮透，因为红薯中的淀粉颗粒不经高温破坏，难以消化。
2. 红薯中的一种氧化酶能够在人的胃肠道里产生大量二氧化碳气

体，如果食用过多，容易使人腹胀、打嗝、放屁。

3．红薯的含糖量较高，吃多了会刺激胃酸大量分泌，使人感到"烧心"。胃部由于受到过量胃酸的刺激而收缩加强，胃酸即可倒流进食管，发生"吐酸水"。吃红薯时可搭配一点咸菜，能够有效抑制胃酸。

4．红薯的糖分多，身体一时难以全部吸收，剩余部分停留在肠道里容易发酵，使腹部不适。中医认为，湿阻脾胃、气滞食积者应慎食红薯。

5．红薯和柿子不宜同食，二者之间应该至少相隔五个小时。如同时食用，红薯中的糖分在胃内发酵，会使胃酸分泌增多，和柿子中的鞣质、果胶反应，发生沉淀凝聚，产生硬块，严重时可导致胃出血或胃溃疡。

果实类蔬菜——促进食欲，帮助吸收

西红柿——防癌利器

>>> 为什么要吃

西红柿，又名番茄，含有大量番茄红素，而番茄红素具有独特的抗氧化能力，能清除自由基，保护细胞，使脱氧核糖核酸及基因免遭破坏，能阻止癌变进程。西红柿对前列腺癌和乳腺癌都有预防作用，还能有效减少胰腺癌、直肠癌、喉癌、口腔癌等癌症的发病危险。

西红柿中含有大量维生素C，据测定，每100克西红柿中含有20到30毫克维生素C，而维生素C有增强机体抵抗力、防治坏血病，抵抗感染等作用，同时，其抗氧化作用还可达到延缓衰老和养颜的效果。

中医认为，西红柿有生津止渴、健胃消食、凉血平肝、清热解毒，降低血压之功效，对高血压、肾脏病人有良好的辅助治疗作用。

西红柿的解酒功效

我们都知道喝酒对身体有伤害，醉酒对身体的伤害更大。一般喝醉酒后会呕吐，会吐掉我们体内大量的钙、钾、钠元素，这时需立刻补充钙、钾等元素。喝一杯西红柿汁可以快速补充身体流失的这些元素。

>>> 到底怎么吃

西红柿在经过高温加工之后，番茄红素更容易被人体吸收。从番茄红素的角度来考虑，西红柿煮熟了吃，要比生吃更加有营养。

但是，也不是说西红柿不能生吃，生吃西红柿可以摄取更多的维生素C、钾、镁等营养元素。所以，西红柿最好能够生熟一起吃，这样就能够把西红柿里面的营养都兼顾到。

糖拌西红柿

原料：西红柿、白糖

做法：

1. 将西红柿洗净，烧开水，将西红柿放入烫一下即取出。
2. 剥去西红柿的外皮，将果肉切成薄片摆盘。
3. 均匀撒上白糖。

功效：这道凉菜简单易做，酸甜爽口，尤其适合夏季食用，可消暑解热，增进食欲。同时，生吃西红柿可以补充大量维生素C，不仅可以提高抵抗力，还可美白皮肤。

西红柿炖牛腩

原料：西红柿、牛腩、土豆、洋葱、番茄酱、八角、生姜、葱花

做法：

1. 将牛腩切成小块，用热水焯一下，冲洗干净。
2. 将西红柿、土豆、洋葱切成小丁。
3. 锅内加油烧热，放入洋葱炒香。
4. 放入一部分西红柿和土豆丁，西红柿炒碎以后放入牛腩。
5. 加入番茄酱，炒匀后加入热水。
6. 转入汤锅，烧开，改小火。
7. 放入葱花、生姜、八角。
8. 小火慢炖1小时左右，加入剩下的西红柿、土豆丁，加盐。

功效：牛腩性温，吃多了容易上火。西红柿性偏寒，胃寒和体寒的人要少吃。两者一起炖煮，恰恰起到了寒热中和的效果。因此，体寒体热的人都适合吃这道菜。

《本草纲目》中有记载，西红柿属于酸酐生津之物，牛肉能养阴，就能起到补血滋阴的作用，而且植物蛋白和动物蛋白相结合，营养更均衡，非常适合贫血阴虚的人食用。

牛腩的纤维较粗，不利于消化，不过西红柿则具有促进胃肠黏膜蠕动、促进消化的作用。所以胃肠不好的人也可以吃西红柿炖牛腩。

>>> 千万要注意

🌀 吃西红柿有讲究 🌀

1. 西红柿不宜空腹食用。西红柿含有大量可溶性收敛剂等成分，与胃酸发生反应，凝结成不溶解的块状物，这些硬块可能将胃的出口幽门堵塞，引起胃肠胀满、疼痛等不适症状。
2. 未成熟的番茄不能吃。青西红柿含有生物碱贰（龙葵碱），食用后，轻则口感苦涩，重则出现中毒现象，一般为呕吐、腹泻。

茄子——抗衰老，防癌症

每到立秋，空气中的水分逐渐减少，加上"秋老虎"的袭击，导致很多人容易口干上火。中医记载，茄子可以散血止痛、解毒消肿，所以，多食用茄子，可以压制内火，所以在民间一直流传着秋后吃茄子的习惯。

茄子具有一般蔬菜都含有的维生素和微量元素，还具有含量可观的维生素P。维生素P就是黄酮类化合物，它可以保持心血管功能正常运转。所以，患有动脉硬化症、冠心病等患者常吃茄子对身体是大有益处的。

此外，茄子富含的龙葵素，可以清退癌热，阻碍消化道肿瘤细胞的增长繁殖。

>>> 到底怎么吃

我们生活中最常食用的是长茄子和圆茄子两种，二者的味道有些不同，前者皮中含有足量的水分，口感细软；后者皮中的水分少，吃起来稍则硬。不过两者的营养价值差不多。根据两者不同的口感，前者可以凉拌食用，后者可以多烧炒食用。

凉拌茄泥

原料：茄子、蒜、食盐、鸡精、香油

做法：

1. 将茄子洗净去蒂，从中间剖开，放入蒸屉中蒸一刻钟。
2. 将蒸熟的茄子晾凉，然后拍成茄子泥。
3. 将蒜拍成蒜末。
4. 将茄泥、蒜末、盐、鸡精、香油放在一起拌匀即可。

第二章 营养饮食有秘密，各类蔬菜比一比

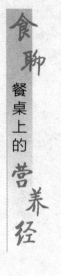

注意：1. 这道菜需选用鲜嫩长茄子，因为圆茄子肉质太紧实，做出来的茄泥不够软。

　　　2. 喜欢清淡口味的人，只要在最后加盐和鸡精调味即可，能够保持茄子的原始风味。喜欢味道浓郁的人，可以调入芝麻酱，撒上辣椒油，味道更丰富，更开胃。

　　功效：凉拌茄泥用油很少，可有效控制脂肪摄入，利于瘦身和养生。茄子蒸熟即可食用，制作过程中流失的营养成分少。这道菜在制作时可不削茄子皮，使人体可以同时吸收茄肉和茄皮中的营养。

>>> 千万要注意

　　烹调和食用茄子时，要注意：油炸茄子会大量损失其中的维生素P，挂糊上浆后炸制能减少这种损失；茄子性凉，体弱胃寒的人不宜多吃；过老的茄子，特别是秋后的老茄子有较多茄碱，对人体有害，不宜多吃。

豆角——调理消化系统,消除胸膈胀满

>>> 为什么要吃

　　我们日常所说的豆角主要包括刀豆和豇豆，刀豆即扁豆角，豇豆为长豆角。

　　中医认为，刀豆性平、味甘，具有温中下气、利肠胃、止呕逆、益肾补元的功效，对于肾虚腰痛、气滞呃逆、风湿腰痛、小儿疝气等症有一定疗效。

　　豇豆性平、味甘咸，归脾、胃经。具有理中益气、健胃补肾、和五脏、生精髓、解毒的功效。主治呕吐、痢疾、尿频等症。

比较嫩的长豆角，可以用来凉拌，在洗干净之后切成小段，用开水焯一下，之后再放到凉水里面冷却，这样不仅颜色鲜艳，而且味道可口。

如果是稍微老一点儿的豆角，则可以用来炒菜，或者是熬粥，口味都是很清淡的。

清炒豇豆

原料：豇豆、葱末、蒜末、酱油、味精、五香粉、盐

做法：

1. 将豇豆洗净，掐头去尾切成段，装盘待用。

2. 葱姜切末待用。

3. 倒入食用油，油热后爆香葱末蒜末。

4. 加入豇豆大火翻炒均匀。

5. 加入盐，酱油，五香粉调味。

6. 加入水焖煮5分钟，最后加入味精翻炒均匀即可。

功效：清炒的方式保留了豇豆的原汁原味，清淡爽口，促进食欲。

肉末刀豆

原料：刀豆、猪肉、黑木耳、料酒、盐、酱油、鸡精、糖

做法：

1. 刀豆洗净去筋，切成小段备用。

2. 将适量料酒、盐、酱油、鸡精和糖加水调成酱汁备用。

3. 将猪肉洗净，切成细肉末，倒入酱汁中腌制10分钟左右。

4. 将黑木耳泡发，摘成小朵。

5. 将油倒入锅中加热，放肉末快速炒到变色盛出。

6. 刀豆倒入锅中，炒至外皮微皱，加肉末炒匀。

7. 放入黑木耳翻炒，加少许水焖一会儿，加少许盐、糖、鸡精出锅

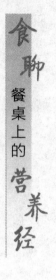

功效：这道菜中刀豆肉厚鲜美，木耳脆嫩可口，具有益气生津、养胃润肺、降脂减肥的功效。

>>> 千万要注意

豆角一定要做熟，生豆角是有毒的。因为豆角和其他豆类蔬菜一样，都含有皂角和植物凝集素，这两种物质对胃肠黏膜有较强的刺激性，并具有破坏细胞和溶血的作用。人中这两种毒后会出现上腹痛、饱胀、恶心、呕吐、腹泻等症状。重者可能出现出血性炎症、呕血、四肢麻木等症状。但是这两种有毒物质都不耐热，充分加热就可将其破坏。

>>> 你可能不知道

对于豆角一类的质地较硬的蔬菜，我们一般采用"炒"的烹饪方式，但是长时间的大火翻炒会损失掉蔬菜中很多营养物质。

事实上，对于这些质地较硬的菜可以采用"焖"的烹饪方式，这样可以保证营养素少流失，而且口感会更加浓郁，更利于人体的消化吸收。

为什么用"焖"的方式就可以使营养少流失？因为盖上锅盖可以增加锅内的温度，使菜更容易变软，也更易入味，并且焖的时间不需要那么长，从而使更多的维生素留在了菜中，既省油，又美味。具体做法是先翻炒几下蔬菜，然后盖上锅盖，调至中火即可。如果采用一般炒法，需要的时间很长，营养流失得也比较快。

除了炒和焖，还有炖煮的方法，但是相对于"焖"来说，还是略逊一筹。因为在炖煮时，会加入大量的水，在这个过程中一些水溶性维生素和矿物质就会溶在水中。

柿子椒——维C皇后

柿子椒是辣椒的一个变种，其味道偏甜，辣味不重，所以人们又叫它甜椒。正因其不如辣椒那么辣，而且肉厚多汁，口感爽脆，因而不仅广泛用作配菜，还经常可以作为主料与其他食物进行搭配，作蔬菜食用而不是作为调味料。柿子椒色泽鲜艳，有红、黄、绿、紫等多种颜色，用它做出来的菜可谓是色香味俱全。

柿子椒果实中的维生素C含量比西红柿还要高。柿子椒中特有的香味和所含的辣椒素有刺激唾液和胃液分泌的作用，能增进食欲，帮助消化，促进肠蠕动，防止便秘。柿子椒中具有的抗氧化作用的维生素和微量元素能增强人的体力，缓解因工作、生活压力造成的疲劳。柿子椒中丰富的维生素K能够加强凝血作用，对牙龈出血、贫血、血管脆弱有辅助治疗作用。此外，柿子椒还含有大量的维生素C、胡萝卜素、维生素B_6，维生素E和叶酸。

在夏季食用柿子椒的时候，建议做成凉拌菜，不仅爽口开胃，而且对维生素C的破坏较少。如果是冬季食用，建议炒熟之后食用。

柿子椒炒肉

原料：柿子椒、猪肉、胡萝卜、葱、蒜、辣椒、盐

做法：

1. 将柿子椒洗净，切成块。
2. 将猪肉切片，并将胡萝卜、蒜、葱、辣椒切成小丁。
3. 锅里加油烧热，放葱蒜爆香。
4. 将肉倒入翻炒一会儿，然后加酱油翻炒均匀。

5. 将柿子椒倒入翻炒，再加胡萝卜丁和辣椒丁炒匀。

6. 最后加入鸡精翻炒均匀即可。

功效：健脾开胃，缓解便秘，补充多种维生素，提高抵抗力。

>>> 你可能不知道

柿子椒挑选有绝招

购买柿子椒要选色泽光亮、个头饱满，质地较硬的。选的时候最好用手掂一掂，份量沉一些的说明水分充足，较为新鲜。有的柿子椒有三个爪，有的是四个爪，四个爪的柿子椒口感更好。

瓜类蔬菜——排除毒素，改善容颜

黄瓜——抗肿瘤，抗衰老

>>> 为什么要吃

1. 抵抗肿瘤：黄瓜当中含有丰富的葫芦素C，能够提高人体免疫力，能够起到抗肿瘤的作用。

2. 延缓衰老：黄瓜当中含有丰富的维生素E，具有延年益寿、延缓衰老的作用，而且，黄瓜当中的黄瓜酶，具有非常强的生物活性，可以有效促进人体的新陈代谢。尤其是把黄瓜捣汁之后涂抹皮肤，还能够起到润肤，舒展皱纹的功效。

3. 降低血糖：黄瓜里面含有的葡萄糖甙、果糖等是不参与一般的糖代谢的。所以，糖尿病人用黄瓜代替淀粉类食物充饥，血糖不仅不会升高，反而还会下降。

4. 减肥强体：黄瓜里面所含的丙醇二酸，能够有效抑制糖类物质转变成为脂肪。而且，黄瓜当中的纤维素对于促进人体肠道里面的腐败物质的排除和降低胆固醇具有一定功效。

黄瓜配木耳——排毒、减肥的功效明显

黄瓜中含有丙醇二酸，所以可以减肥瘦身。而在木耳中的植物胶质可以吸附并清理人体内的垃圾，当它进入人体后，会吸附消化系统当中未消化的残余物质，利于排便，进而能够促进人体排毒。若是将两者搭配食用，既可以减肥瘦身、排毒养颜，又可以平衡人体的营养。

黄瓜搭配豆腐——解毒消炎，润燥生津

植物性食物中蛋白质含量最丰富的，非豆腐莫属，并且它所含有的蛋白质进入人体后十分容易被吸收，有益于人体内的肠胃功能。若是将其与黄瓜搭配来食用，不仅营养丰富，还可以养排毒养颜，去燥下火。

凉拌黄瓜

凉拌黄瓜的制作方法非常简单。先洗净两根黄瓜，然后用刀将其拍散，切成小块，把切好的黄瓜盛入盘中，调入适量的精盐、生抽、醋、鸡精、香油和蒜末等调味料。

口味偏轻淡的人，可以在上菜时再加入调味料；口味偏重的人，可以事先放入调味料搅拌均匀，这种做法虽然口感也还不错，但是黄瓜中的水分就不会那么充足了。

有些人喜欢在黄瓜中加入少量的猪头肉等熟食，其实这样做就使这道菜无论在口感方面还是在营养价值方面都大打折扣了。黄瓜搭配肉食，会淹没黄瓜独有的清香味道，取而代之的是肉食的肥腻，而且整道菜的脂肪、蛋白质、胆固醇含量有所增长。

因此，单纯的凉拌黄瓜食用效果要比加入熟食凉菜好得多，保留黄

第二章 营养饮食有秘密，各类蔬菜比一比

瓜独有的清淡爽口的口感和排毒养颜的功效。但是要注意拍黄瓜是一道生菜，属于寒性，年迈者、年幼者或胃不好的人士最好少食用。

南瓜——降糖解毒

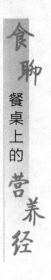

>>> 为什么要吃

南瓜含有淀粉、蛋白质、胡萝卜素、维生素B、维生素C和钙、磷等成分。南瓜不仅有较高的食用价值。而且有着不可忽视的食疗作用。据《滇南本草》载：南瓜性温，味甘无毒，入脾、胃二经，能润肺益气，化痰排脓，驱虫解毒，治咳止喘。

南瓜内含有维生素和果胶，果胶有很好的吸附性，能粘结体内毒素和其他有害物质，如重金属中的铅、汞和放射性元素，使这些物质随其排出体外，能起到解毒作用。南瓜所含果胶还可以保护胃肠道黏膜，减少粗糙食品对其的刺激，促进溃疡愈合，适宜于胃病患者。南瓜所含成分能促进胆汁分泌，加强胃肠蠕动，帮助食物消化。

南瓜还含有丰富的钴，钴能活跃人体的新陈代谢，促进造血功能，并参与人体内维生素B_{12}的合成，是人体胰岛细胞所必需的微量元素，对防治糖尿病、降低血糖有特殊的疗效。

>>> 到底怎么吃

南瓜的成熟度不同，营养成分和做法也不同。老南瓜的碳水化合物含量要远远高于嫩南瓜，而且胡萝卜素、钙、钾、磷和膳食纤维等含量也是相对较高的。老南瓜吃起来，口感又面又甜，非常适合做主食。老南瓜一般煮食、蒸食，或者是煮熟捣烂拌面粉制成糕饼、面条等，还可以加工做成南瓜粉。

而嫩南瓜的特点主要是水分大，维生素C含量高，口感脆嫩，更适合做炒菜或做汤、馅，糖尿病患者更应该选择嫩南瓜。

蛋黄焗南瓜

原料：南瓜，咸蛋黄、胡萝卜、盐、鸡精

做法：

1. 将南瓜去皮去籽，切成大小一致的细长条。
2. 将咸鸭蛋去壳，去蛋清，用勺子把蛋黄碾碎。
3. 把南瓜条放在开水里焯一下，时间不可过长。
4. 锅里添油加热，将碾碎的鸭蛋黄放入锅中小火翻炒。
5. 蛋黄泥中加少许水，再加少许盐和鸡精，把焯好的南瓜条倒入锅中均匀翻炒，直至蛋黄全部沾满南瓜，出锅。

功效：糖尿病患者，可用这道菜佐餐，不仅可以果腹，还可以降糖降脂。另外，这道菜还适合整天面对电脑的办公室职员，因南瓜富含维生素A，可有效地保护眼睛。咸鸭蛋中钙质、铁质等无机盐含量丰富，可以补充钙、铁，但是腌制食品不宜多吃。

糯米南瓜粥

原料：南瓜、糯米粉、白糖

做法：

1. 将南瓜去皮切大片蒸熟。
2. 将蒸熟的南瓜用勺子压成泥。
3. 将糯米粉加水调成糊。
4. 将南瓜泥加水放入锅中，煮开后慢慢倒入糯米糊，边倒边搅拌。
5. 煮熟后加糖调味即可。

功效：健脾养胃，益气安神，润肠通便，消滞减肥。

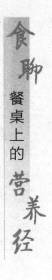

苦瓜——促进饮食，消炎退热

苦瓜中所含的奎宁，可以活血、利尿、祛热消毒、亮眼。

苦瓜含有蛋白质和丰富的维生素C，可以增强人体抵抗力。苦瓜汁中的蛋白成分，能增强人体的免疫功能，辅助治疗白血病。在苦瓜籽中的胰蛋白酶，能够削弱癌细胞分泌的蛋白酶，阻止恶性肿瘤生长。

苦瓜中有一种类似胰岛素的物质，能使血液中的葡萄糖转换为热量，可以起到降低血糖的效果，帮助糖尿患者缓解病情。

苦瓜生吃营养价值很高，食用前尽量不要让苦瓜泡水，泡水之后会让苦瓜内的有效物质流失。而且在食用苦瓜的时候，一定要去籽，但是最好不要去皮。

现在，很多人喜欢把苦瓜榨汁，这是让苦瓜当中的营养物质最有效吸收的方法，在榨汁之后，如果能将剩余的苦瓜渣一起吃掉就更好了。

苦瓜煎蛋

原料：苦瓜、鸡蛋、葱花、盐、鸡精、白胡椒粉

做法：

1. 将苦瓜洗净去蒂去籽，切成小薄片。

2. 将苦瓜片放入碗中，加一小匙盐，用手揉搓苦瓜片，腌制10分钟，然后挤去水分。

3. 加入鸡蛋打散，加入葱花、盐、白胡椒粉、鸡精调匀。

4. 锅中添油加热，倒入搅拌均匀的苦瓜鸡蛋，用小火慢慢煎至底部凝固，翻面继续煎另一面，两面都煎至金黄，然后取出切块即可。

功效：单炒苦瓜口感较为苦涩，加入鸡蛋一同煎制，带出浓郁蛋香，缓解了苦瓜的苦味。同时，苦瓜与鸡蛋同食能够促进铁质吸收，还有健胃的功效，能缓解胃气痛、小儿腹泻呕吐等症。

哪些人不宜吃苦瓜

体质虚寒者。苦瓜属于寒性食物，大便溏泄、惧冷、面色苍白的人最好不要常吃苦瓜，这类人体质虚寒，食用苦瓜会使症状加剧。

孕妇。苦瓜含有的奎宁有刺激子宫收缩的作用，严重的会导致流产。

挑选苦瓜有诀窍

苦瓜身上的果瘤可以帮助人们判断苦瓜的好坏。果瘤颗粒越大越饱满，表示瓜肉愈厚；颗粒越小，瓜肉相对较薄。选苦瓜除了要选果瘤大的，还要选翠绿光洁的；如果苦瓜开始变黄，就代表苦瓜过熟，果肉柔软不够脆，做出的菜肴口感不佳。

芽类蔬菜——清肠胃，解热毒

黄豆芽——保护皮肤和毛细血管

黄豆的营养价值在前文已经介绍过了，而黄豆芽由黄豆生发出来，不仅保留了黄豆原有的营养成分，而且经过生发过程以后，其单营养更易为人体所吸收，所以黄豆芽的营养价值高于黄豆。此外，黄豆中

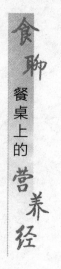

没有还原性维生素C，但在黄豆芽中却找得到，而且含量丰富，它可促进钙质吸收。

黄豆芽含有丰富的维生素E，不仅可以保护皮肤和毛细血管，还可以预防动脉硬化，防治高血压。

中医认为，黄豆芽具有清热利湿、消肿除痹、祛黑痣、治疣赘、润肌肤的功效，对脾胃湿热、大便秘结、高血脂等症有食疗作用。

>>> 到底怎么吃

黄豆芽虽然很小，不起眼，但是它却既可做主菜也可做配菜，而且不仅能够炒制，也适合煲汤食用。在黄河流域春节家宴当中的十香菜，黄豆芽就是主要用料。干煸黄豆芽更是一道常见的川菜，把豆芽放在锅里煸干水分，再起油锅，加干辣椒同炒，吃起来又香、又韧、佐酒、下饭都十分理想。而黄豆芽排骨汤，不仅豆芽、排骨十分可口，汤也特别浓。

黄豆芽烹饪小窍门

1. 生发黄豆芽时，芽的长度适中即可。

2. 无论是炒、煮、蒸、炸都要速度快，然后再放入调料。

3. 在烹饪豆芽时，不要熟过头，八成左右就可以了。没完全熟透的豆芽口感较涩，加点醋可以去涩去腥还可使口感爽脆。

4. 在炖汤时加入一些黄豆芽，可以去除火气、健胃消食。

5. 不要食用没有根的豆芽，因为这种豆芽一般被喷洒了除草剂，大部分除草剂都含有致癌、致突变的有害物质。

>>> 你可能不知道

如何自制黄豆芽？

先将黄豆清洗干净，然后用清水泡两天，若是冬季，就要浸泡3天。当黄豆舒展出小芽后，将其移到一个底部有洞的容器内，再用黑色塑料袋封顶避光，再在袋子上打几个小孔。

每天早晚给黄豆浇水，水要刚好没过黄豆，黄豆吸收水分后，剩余的水分就会从容器下面的小洞排出，所以为了保证地面的干燥清洁，我们一定要做好容器的滤水工作。

这样大概一周左右时间，如果是在冬季，差不多需要10天左右，"无公害"豆芽菜就制成了。

当然，由于地区环境的差异，上述的时间仅供参考，我们可以根据自己每日观察的豆芽长势缩短或者是延长时间。

绿豆芽——通经络，清血管

>>> **为什么要吃**

中医认为，绿豆芽味甘性凉，可以"经络，调五脏"，具有止渴消火，明日降压，祛脂保肝的作用。

绿豆芽中含有大量粗纤维素，可以帮助人体清理拉圾，促进排便，预防便秘，同时也可起到瘦身的功效。

除此之外，绿豆变成绿豆芽，会使维生素C的含量大大提高，而维生素C又叫抗坏血酸，不仅可以提高人体免疫力，还能够预防坏血病。心脑血管疾病患者或是老人可以多吃一些绿豆芽，因为绿豆芽中的核黄素可以清理血管壁的胆固醇，通络血管，长期食用绿豆芽，能够有效地防止心脑血管疾病。

>>> **到底怎么吃**

绿豆芽既可凉拌也可炒制，凉拌可较好地保留其中的维生素。在炒制时，注意要快速翻炒出锅，时间太久不仅会破坏其中的营养成分，还会使绿豆芽失水，影响口感。

❦ 凉拌绿豆芽 ❦

原料：绿豆芽、黄瓜、胡萝卜、辣椒、醋、味精、十三香

做法：

1. 将黄瓜、胡萝卜切丝备用。
2. 锅中加水，烧开关火，将绿豆芽倒入，焯透捞出。
3. 再将胡萝卜丝焯透捞出。
4. 将焯过的胡萝卜丝、绿豆芽过凉水。
5. 将黄瓜丝、胡萝卜丝放入盘中，根据个人口味加适量盐、醋、味精、十三香、辣椒搅拌均匀即可。

功效：这道菜中的原料都是含维生素较多的食物，开水焯熟凉拌的做法不仅使口感清凉爽脆，更可以减少制作过程中维生素的损失，是夏季补充维生素的很好选择。

野菜——防病治病的良药

苋菜——补血利咽

>>> 为什么要吃

苋菜性味甘凉，经常食用能够起到清热除湿、清肝排毒、通利二便的功效，特别是对湿热引起的赤白痢疾以及肝火上炎所导致的眼睛、咽喉肿痛等，都能够起到一定的辅助治疗作用。

我们都知道牛奶中含有丰富的蛋白质，但是苋菜中大量的蛋白质更容易被人体所吸收。此外，它还含有多种维生素和矿物质，其含有的胡萝卜素比茄果类还要高很多，长期食用可以强身健体，提高人体的免疫力。所以，很多人都称它为"长寿菜"。

苋菜所含有的铁和钙比菠菜还要高，而它最大的优点是不含草酸，

所以钙、铁更容易被人体所吸收。骨折的人或是儿童可以多吃一些苋菜，它对骨骼的贡献非常大。

苋菜是一种含有大量粗纤维的野菜。由于纤维可以促进胃肠蠕动减少脂肪吸收，所以具有轻身减肥的作用，而且苋菜中富含维生素和矿物元素，可以说是营养价值丰富的野菜。苋菜常见的食用方法是炒着吃和熬粥食用。

苋菜粳米粥

原料：苋菜、粳米、盐

做法：

1. 把苋菜择洗干净，放入沸水中焯一下，取出之后剁为碎末；

2. 将粳米淘洗干净，加水小火熬烂，粥熟之后放入苋菜末加煮5分钟，最后加适量盐调味即可。

蒜蓉苋菜

原料：苋菜、蒜、食盐

做法：

1. 将苋菜浸在水里泡一会儿，洗净后沥干备用。

2. 将蒜瓣去皮，拍成蒜蓉。

3. 锅中添油加热，倒入蒜蓉爆香。

4. 倒入苋菜翻炒。

5. 苋菜变软后，加盐调味即可。

功效：清热解毒，利肝明目。

🌾臭豆腐原料——苋菜汁🌾

新鲜苋菜炒食口感鲜嫩，味道清香，恐怕没有人会想到它竟是腌制臭豆腐的一味原料。

臭豆腐在腌制过程中需要的臭味，就有苋菜汁的贡献。苋菜汁是将新鲜苋菜的茎洗净装坛加料，经多年发酵腌制后产生的带有臭味的卤汁。添加苋菜汁制作出来的臭豆腐天然无公害，是利用添加剂等调制出来的臭味不能比的。

香椿——止血，驱虫

>>>为什么要吃

有"树上蔬菜"之称的香椿，就是香椿树的芽叶。每在清明前后，香椿的嫩芽萌发出来，散发出一种独特的香气，且芽叶肥嫩无丝，口感细腻，因而成为人们春季餐桌上美味的菜肴。它不仅营养丰富，还具有很高的药用价值。

香椿叶富含蛋白质、糖类、维生素B、维生素C、胡萝卜素以及磷、铁等矿物质，营养物质较为全面均衡，特别是蛋白质含量居群蔬之首。

《陆川本草》记载，"香椿健胃，止血，杀虫，治痢疾"，这是对香椿药用价值的很好概括。中医认为，香椿味苦，性寒，有清热解毒、健胃理气之功效。其气味芳香，能起到醒脾开胃的作用。同时，香椿还能祛湿清热，收敛固涩，可辅助治疗久泻久痢、肠痔便血、崩漏带下等症。根据《唐本草》所记，香椿"叶煮水，可以洗疮、疥、疽"，说明香椿还具有抗菌消炎和杀虫的作用，可用于治疗蛔虫病、疮癣、疥癞等。

食用香椿的方法很多，通常有香椿拌豆腐、香椿炒鸡蛋、盐渍香椿；也可将香椿加盐捣烂制成香椿糊，淋上点辣椒油，味鲜可口；还可将香椿、大蒜放在一起捣烂，再加点香油、盐、酱油及适量凉开水，做成香椿蒜叶，吃面条时加一点，别具风味。

另外，香椿也是可以腌制的，腌制的方法跟腌制其他蔬菜类似。腌制香椿的时间一定要长，千万不要腌制了两三天就开始食用。因为香椿在腌制过程初期，亚硝酸盐的含量会迅速增高，通常情况下在第四天达到最高峰，其中的含量明显超标。而且建议在腌制香椿之前，最好把香椿用沸水焯一下，这样不仅降低了硝酸盐和亚硝酸的含量，也杀死了其他的有害细菌。

在食用香椿的时候，最好与富含维生素C的食物同吃，维生素C可以有效阻断亚硝胺的合成，能够预防癌症。

香椿鱼

原料：香椿、鸡蛋、淀粉、食盐、椒盐

做法：

1. 香椿洗干净后晾去水分，用盐水腌1分钟，捞出，挤干水分，撒上干淀粉备用。

2. 把淀粉放入鸡蛋、盐、少量油拌成糊待用。

3. 炒锅放油，香椿裹蛋糊放入油锅里面炸一下捞出。

4. 把油锅再烧热，将香椿放到锅内再炸一下，捞出，晾干之后蘸椒盐吃。

香椿炒鸡蛋

原料：嫩香椿头、鸡蛋、食盐、料酒

做法：

1. 把香椿头洗干净，用开水烫一下，捞出之后过凉切末。

2. 把鸡蛋磕入碗内，放入香椿末、盐、料酒，搅成蛋糊。

3. 炒锅加油烧至到七分热，再把鸡蛋糊倒入锅内，翻炒至鸡蛋嫩熟，淋上少许熟油盘即可。

>>> 你可能不知道

✿ 香椿吃法有讲究 ✿

购买香椿应选新鲜的嫩芽，以颜色碧绿、气味清香、无腐烂为好，春季食用最佳。谷雨时节以后，香椿中的膳食纤维老化，质地变硬，营养价值也会大打折扣。

中医认为香椿为发物，多食易诱使痼疾复发，所以慢性疾病患者应少食或不食。

还应特别注意的是，生香椿中含亚硝酸盐，而用沸水焯烫1分钟左右，可以除去三分之二以上的亚硝酸盐和硝酸盐。所以无论是拌食还是炒制香椿，都不妨事先焯一下，可以提高食用香椿的安全性，而且短时焯烫也不会影响它的口感风味。

荠菜——健脾，止血

>>> 为什么要吃

荠菜也叫"鸡心菜"、"护生草"或"香田荠"。荠菜有很高的营养价值。研究证明，芥菜含有丰富的钾、钙、钠、磷等矿物质和皂苷等物质。

荠菜不仅是人们饭桌上的宝贝，更是一剂治病的良药。医学研究证明，荠菜中的黄酮素、芳香苷等物质，可以控制高血压，增宽冠状动脉；荠菜中的荠菜酸，可以用于止血药剂，可医治吐血、尿血等病症；其中的胡萝卜素，可防治眼疾；其富含的维生素C，可医治因为缺乏维生素C所引起的营养不良症。

中医记载，荠菜可以和脾、止血、亮眼，防治乳糜尿、月经过多、眼睛灼痛等。将荠菜放在水中煎服，能够医治痢疾；将适量的荠菜根、车前草放在水中煎服，能缓解阳症、水肿之症。

>>> 到底怎么吃

荠菜闻起来清香，味道略甜。荠菜在初春的时候，口感甚是新鲜，美味至极。荠菜的制作方法多种多样，可生食、熟食、做汤、当馅。比如沪菜中的"荠菜冬笋"，山鲁菜中的"荠菜鱼卷"等，都非常美味可口。在家常烹饪中，荠菜也是餐桌上的宝，素炒或与肉类同炒都香鲜嫩可口又营养丰富。当然，用它做馅料包饺子或春卷，更是美味无穷。

荠菜水饺

原料：猪肉馅、荠菜、面粉、葱末、姜末、盐、酱油、胡椒粉、香油

做法：

1. 将面粉加水揉成面团。
2. 将荠菜摘好洗净，在开水中焯一下，然后捞出，沥干水分，切成细末。
3. 猪肉馅里分别放葱姜末、盐、酱油、胡椒粉、香油，加水拌匀。
4. 在拌好的猪肉馅里加切好的荠菜末，拌匀。
5. 将面团搓成长条，切成小块，擀皮，然后包上拌好的饺子馅。
6. 锅里加水烧开，把包好的饺子放进去煮。
7. 饺子煮熟后捞出，可根据个人口味调制蘸料。

功效：补虚健脾，柔肝养肺。

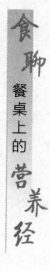

蕨菜——扩张血管，降低血压

　　蕨菜也称拳头菜、如意菜，具有很高的营养价值。100克蕨菜嫩叶里含胡萝卜素1.04毫克，维生素B 20.13毫克，维生素C 27毫克，维生素P 2.7毫克。

　　蕨菜不仅有很高的营养价值，还有药用价值。其中含有的蕨菜素在一定程度上可以抑制细菌增长繁殖，从而起到杀菌消炎的效果，可辅助治疗、湿疹等疾病。蕨菜不仅可以控制高血压，其含有的粗纤维还可以加强胃肠运动，促进排便。经常食用蕨菜，可以滑肠排毒，缓解拉肚子和小便不顺等症。

　　蕨菜根茎粗壮，富含淀粉，可以做成粉条、粉皮食用，即人们熟识的蕨根粉。

　　在食用蕨菜前，应将其在沸水中焯一下，清除表面的粘质和土腥味。

　　一般人群均可食用蕨菜，但是脾胃虚寒者慎用。

香滑蕨菜鸡丝

原料：蕨菜、鸡胸肉、淀粉、盐、酱油、料酒、姜丝，葱丝、味精

做法：

1. 把蕨菜用清水清洗干净，放入沸水中，片刻后放入清水中，半个小时后取出，切段盛入盘中。

2. 把鸡胸切丝，放入盐、味精、淀粉腌一下，然后点火倒油，烧至七成热，将鸡丝滑入，熟后盛入盘中。

3. 更换锅中的油，放入葱、姜、料酒、酱油，然后分别放入

鸡胸肉、蕨菜，翻炒几下即可。

骨汤蕨菜

原料：蕨菜、骨汤\盐、味精，葱末，姜末、香油

做法：

1. 把蕨菜用清水清洗干净，放入沸水中，片刻后捞出切末

2. 将骨汤加水加热，加入蕨菜末熬煮，加入蕨菜来熬煮，放入盐、味精、葱末、姜末，大约半个小时，即可加入香油盛出。

凉拌蕨菜

凉拌蕨菜的制作方法可谓是五花八门，但主要体现的都是"咸鲜"二字，偶尔也有麻辣口味的制作方式。下面这道凉拌蕨菜，口感鲜嫩、爽滑清口。

原料：蕨菜、蒜、葱、精盐、麻油、味精、醋

做法：

1. 洗净蕨菜，切段盛入盘中备用。

2. 将葱、蒜切成细末。

3. 将蕨菜段放入沸水中焯一下，片刻后控水捞出。

4. 将捞出后的蕨菜过凉水，然后捞出。

6. 在蕨菜中加入葱、蒜及各种调料，搅拌均匀后盛入盘中即可。

功效：这道菜可以清热化痰、理气通便。

第三章
蛋类营养多，吃法各不同

鸡蛋——增进神经系统的功能

>>> 为什么要吃

鸡蛋的两大功效

1. 健脑益智

鸡蛋蛋黄中的卵磷脂、甘油三脂、胆固醇和卵黄素，对于神经系统的修复和身体的发育起着很大的作用。卵磷脂在进入人体时，会释放出胆碱，胆碱再随着血液循环到达大脑，从而可以有效地避免老年人的智力下降，并且能够改善各个年龄段人们的记忆力。

2. 保护肝脏

鸡蛋当中的蛋白质对于肝脏组织的损伤具有一定的修复作用。蛋黄中的卵磷脂可起到促进肝细胞再生的作用，而且还能够提高人体内血浆蛋白的量，增强机体的代谢功能，提高人体的免疫力。

儿童吃鸡蛋的好处

研究发现，儿童对于蛋类蛋白质的消化吸收率高达99.6%，几乎是全部吸收，而对于其他类食品中蛋白质的吸收则是比较少的，牛奶最高也只能达到85%，所以，补充蛋白质最好的食物便是蛋类。鸡蛋中还含有多种微量元素，如：硒、锌等，这些都是儿童在生长发育期间必不可少的，孩子每天吃适量的蛋黄，能够改善缺锌的现象，促进儿童的健康成长。

在鸡蛋的蛋黄当中，还含有大量的卵磷脂、甘油三酯、胆固醇和卵黄素，尤以磷脂的含量最高。磷脂分为卵磷脂、脑磷脂和神经磷脂三类，它们对于神经系统的修复和身体发育都具有很大的帮助。卵磷脂进入人体被消化之后，能够释放出一种叫作胆碱的物质，胆碱可以改善记忆力。

>>> 到底怎么吃

煮鸡蛋8分钟最有营养

煮鸡蛋貌似很单，但其实很多人不会煮鸡蛋，或者说煮不好鸡蛋，因为鸡蛋煮的时间要是短了，就会出现溏黄的现象，而生鸡蛋中可能藏有细菌，吃了不卫生；但是如果时间太长了，鸡蛋就会煮"老"了，不仅口感不好，还会使蛋白质变得更加紧密，不易与胃液中的蛋白质消化酶接触，难以消化。很多人可能都会被"鸡蛋该煮多长时间"的问题所困惑，这里我来告诉您，其实煮8分钟左右就可以了。

实践证明，那种一斤称七八个的鸡蛋进行煮制的时候，冷水入锅，从水开之后计时，8分钟之后关火，此时煮出来的鸡蛋刚刚凝固，口感和营养都处在最佳的状态。

当然，鸡蛋的大小不同，煮的时间也会不同。如果是柴鸡蛋，个头较小，大概煮六七分钟就可以了。平时煮鸡蛋的时候可以多留意一下，找到煮蛋需要的最佳时间。此外，煮蛋时要注意，水一定要完全浸没过鸡蛋，这样才能将鸡蛋充分煮熟。

🐚鸡蛋的各种吃法🐚

鸡蛋最好不要单独吃，应该和主食一起吃，这样能够提高蛋白质的利用率。

有些人为了方便，早餐只吃一个鸡蛋或是搭配喝杯牛奶，这样吃其实是不科学的，鸡蛋中的蛋白质会被转化成糖类，不能发挥蛋白质的功效。如果能够与主食一同吃，体内糖类的量得以保障，鸡蛋中的蛋白质就可以被保留下来，用以补充人体所需的蛋白质。

喝生鸡蛋、啤酒中放个生鸡蛋、开水冲鸡蛋等都是不科学的。鸡蛋当中有一种叫做生物素的物质，对人体有害，吃后还可能会引起食物中毒，而这些鸡蛋的食用方法都不能破坏生物素。

鸡蛋的吃法很多，其中蒸蛋羹、煮鸡蛋、水煮荷包蛋是较好的选择，炒鸡蛋也可以，但是要注意不要炒得太久，火也不要太大。煎鸡蛋最好就不要吃，因为温度过高会使鸡蛋中的蛋白质严重变性，不利于人体的消化吸收。

一岁以内的幼儿适合吃鸡蛋羹，两岁以后可以试着吃煮鸡蛋，三岁以后也可以吃炒鸡蛋，但是炒鸡蛋含油量太高，不如煮鸡蛋健康。蒸鸡蛋羹或炒鸡蛋的时候，也可以根据个人口味的不同，在打好的蛋液里加些韭菜、虾米等，以增加营养，改善风味。

﹥﹥﹥你可能不知道

🐚选购新鲜鸡蛋有三招🐚

炎热的夏季，久置的鸡蛋非常容易变质，那么如何选购新鲜鸡蛋便成了人们最关心的问题。

选蛋三步法。一看：鲜蛋的蛋壳上面通常会附着一层白霜，蛋壳颜色鲜明，气孔明显，反之则是陈蛋。二摇：用手轻轻摇动鸡蛋，没有声音的就是鲜蛋，有水声就是陈蛋。三试：将鸡蛋放入冷水当中，下沉的是鲜蛋，上浮的是陈蛋。

除此之外，还要注意蛋壳颜色是否均匀、蛋壳是否光滑。如果蛋壳颜色不均匀，或者是蛋壳比较粗糙，那么就有可能是不健康的鸡下的蛋，建议大家不要购买。

鸡蛋的保质期

在欧洲的一些发达国家，鸡蛋的保质期通常是45天，而且对鸡蛋在消毒、运输以及销售过程中的存储环境有着严格的要求，必须在7℃以下。但是在我国，不管是超市还是自由市场，散装鸡蛋都没有注明生产日期和保质期，只有一些品牌鸡蛋可能会写明保质期。一般来说，鸡蛋的保质期依储存的条件而变化，通常是30～60天。当然，现在的盒装鸡蛋经过了很多处理，如：清洗、消毒、打蜡等，所以能够比散装鸡蛋储存得久一些。

关于鸡蛋存放前要不要清洗的问题

即使买的是散装蛋，蛋壳较脏，也最好不要清洗，直接存放在冰箱里就可以。因为鸡蛋壳上面虽然有许多气孔，但是外层的一层很薄的膜，起到了保护和隔离的作用。在清洗的过程中，这层膜就被破坏掉了，细菌便很容易通过气孔进入到鸡蛋内，导致鸡蛋变质。

那些品牌盒装的鸡蛋就更不用清洗了，因为这些蛋在加工厂里都是经过清洗、消毒、上膜的，已经能够很好地保证鸡蛋品质了。所以，如果条件允许的话，还是购买盒装品牌蛋更放心。带盒鸡蛋，存放就相对简单了，我们可以连盒一起放入冰箱，也可以把鸡蛋全部取出放到冰箱的蛋盒里面，要注意的就是尽量不要破坏蛋壳表面的涂层。

>>> **千万要注意**

煮后的鸡蛋最好不要用冷水泡

很多人煮鸡蛋都有一个习惯，就是鸡蛋煮熟之后立刻放到冷水中浸泡，这样既可以降低鸡蛋的温度，又有利于剥掉鸡蛋壳。其实这种做法

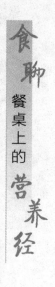

是不对的。

这是因为，冷水中存在着大量的细菌。鸡蛋经过高温后，蛋壳膜已经被破坏了，缺少了蛋壳膜的保护和隔离，外界细菌很容易通过蛋壳上的通气孔进入蛋内，造成蛋内细菌数量超标。

正确的煮制鸡蛋的方法是：在煮制的过程中加入少量食盐，因为食盐既能够起到杀菌解毒的作用，又能够使得蛋壳膜和蛋清膜由于受热后的收缩程度不同形成一定的空隙，使蛋壳比较容易剥落，这样就不用为了剥壳而将鸡蛋浸冷水了。

吃鸡蛋不宜多

体虚、大病初愈的患者以及产妇大量食用鸡蛋，想通过这样的方式来增强体质、滋补养生。可是，食用过多的鸡蛋之后，效果并不明显，甚至还会出现一些副作用，比如腹部胀闷、头晕目眩、四肢乏力，严重的人还有可能会昏迷，这种现象在医学上被称为"蛋白质中毒综合征"。

体质虚弱的人、大病初愈的患者和产妇的肠胃消化功能较弱，如果在这个时候吃大量的鸡蛋，就会增加消化系统的负担。而且，鸡蛋吃的过多，体内蛋白质含量过高，将会在肠道当中异常分解，从而产生大量的氨，氨溶于血液之中对人体是非常有害的。人体内的那些没有完全消化的蛋白质在肠道里面便开始腐败，产生羟、酚、吲哚等化学物质，对于人体的毒害作用也很大，这些都是造成蛋白质的中毒原因。

鹌鹑蛋——卵中佳品，动物人参

>>> 为什么要吃

鹌鹑蛋当中的卵磷脂含量要比鸡蛋高，磷脂对大脑的发育有好处，所以正处于发育阶段的孩子应多吃一些鹌鹑蛋。

鹌鹑蛋当中的维生素B2含量较高，是鸡蛋的两倍，而维生素B2是生化活动的辅助酶，有利于促进生长发育，因此，正在长身体的幼儿非常适合吃鹌鹑蛋。

▶▶▶ 到底怎么吃

1. 任何蛋的蛋黄都要比蛋白营养成分多一些，蛋白里面的主要成分是蛋白质和水分，而蛋黄里面的主要成分是维生素A、卵磷脂、矿物质等，相对来说，营养是比较全面的。

其实，衡量蛋的营养价值主要是看蛋黄和蛋清（白）的比例，通常来说，蛋黄的营养价值要更高一些，因此，蛋黄比例多一些的蛋，其营养价值要高一点儿。

2. 不论鹌鹑蛋还是鸡蛋，最好是蒸着吃或煮着吃，消化吸收率较高，婴幼儿吃蛋黄最好是研碎后用水调和了来吃，这样更有利于吸收；

3. 一般来说，3个鹌鹑蛋的营养含量相当于1个鸡蛋；

4. 虽然鹌鹑蛋的营养价值高于鸡蛋，但是也不能够替代鸡蛋。

糖醋小炸弹

原料：鹌鹑蛋、干淀粉、油、番茄酱、醋、酱油、糖、鸡精。

做法：

1. 锅中加水，水开后放入鹌鹑蛋煮熟。

2. 将剥好的蛋放在干淀粉当中滚滚。

3. 锅里放入适量的油，当油达到七八成热时放入鹌鹑蛋进行炸制，当炸成金黄色的时候捞出来备用。（注意：油温不能过高，炸制的时间也不能太长，否则的话，蛋会爆裂开，影响外观和口感。）

4. 取一个碗，放入番茄酱，醋，酱油，糖，鸡精，搅拌均匀。

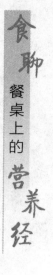

5. 锅内放油，待油温微热之后，加入糖醋汁稍稍翻炒一下，再将炸好的鹌鹑蛋放入锅中，调成小火翻炒，使汤汁都均匀地挂在鹌鹑蛋上即可。

红烧肉卤鹌鹑蛋

原料：五花肉、鹌鹑蛋。

做法：

1. 先将五花肉切成块用清水洗净，再用水开焯烫2分钟捞出；

2. 炒锅里放入适量的油烧至七成热，将葱段姜片放入锅中，炒出香味，再放入五花肉进行煸炒，3分钟即可。

3. 烹入料酒（有去腥的作用），调入生抽翻炒匀，之后再加入适量的清水没过肉表面，加适量盐和一小勺糖，烧开后转小火慢炖30分钟。

4. 加入去壳的鹌鹑蛋，煮沸，煮沸后继续盖上锅盖小火慢炖20分钟左右，让鹌鹑蛋慢慢吸收肉汁，最后再撒入一些葱花即可。

枸杞醪糟酿蛋

原料：银耳、枸杞、鹌鹑蛋、醪糟、莲子。

调料：冰糖、蜂蜜。

做法：

1. 先将银耳用温水泡发，然后撕成小块。再把枸杞洗干净，莲子要提前泡软。

2. 在锅内放入适量的水，将莲子煮至软烂，再放入洗好的银耳、冰糖煮30分钟。

3. 将醪糟放入锅中，待煮沸之后，放入打散的鹌鹑蛋蛋液，最后放入枸杞，等到晾凉的时候再放入蜂蜜即可。

松花蛋——中和胃酸，止泻降压

松花蛋也叫皮蛋，它爽滑香嫩，色香味独特，是我国一种传统的风味蛋制品。松花蛋在经特殊处理之后，会有一种奇异的香味，色泽黑中透亮，还会有白色花纹浮现在蛋上。

此外，松花蛋还具有一定的食疗作用。王士雄《随息居饮食谱》记载，皮蛋可泻热，治热性拉肚子，去大肠火。中医认为，皮蛋属于凉性食物，可缓解眼痛、牙痛，还可以防治耳鸣眩晕，降低血压。

松花蛋与鸭蛋相比，其矿物质含量更高，脂肪更少。由于其口感独特，香味浓郁，可以起到增进食欲的作用。

由于松花蛋是用茶叶、石灰泥包裹鸭蛋制成的，因此就会让大量的茶酚、单宁和氢氧化钠侵入到松花蛋的蛋白质当中，造成蛋白质难以分解，并且产生氨气。所以，松花蛋往往会有一股碱涩味。

吃松花蛋的时候，可以配姜醋汁，这样不仅可以利用姜辣素和醋酸来中和碱性，除掉碱涩味，还能够利用姜醋汁当中含有的挥发油和醋酸，破坏松花蛋在制作过程中所使用的有毒物质黄丹粉，以及松花蛋的蛋白质在分解过程中所产生的对人体有害的硫化氢、氨气等。

✿ 无铅松花蛋

松花蛋虽然美味，但一直因含铅量高为人们所忌。传统松花蛋制作过程，是将生石灰、纯碱、茶叶、食盐、氧化铅等原料加水混合后，加入鸭

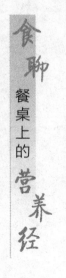

蛋进行腌制。在此过程中加入氧化铅，可以使配料快速渗入蛋中，也可使松花蛋加速凝固，易于脱壳。然而，对人体有害的铅也同时渗入蛋中。

铅作为一种重金属，对人体的危害较大，而且进入人体后难以通过消化系统排出，会逐渐沉积在体内，破坏神经系统，也会对内脏造成损害。随着食品制作工艺的进步，一些松花蛋制造商将氧化铅换成氧化锌，制成无铅松花蛋，提高了松花蛋的食用安全性。

不过，无铅松花蛋也并不是完全不含铅，只是含铅量比传统松花蛋低了很多。微量的铅对成年人的健康影响不大，但儿童对铅非常敏感，肠道对其吸收率比成人高得多，所以儿童不宜食用松花蛋。

松花蛋挑选与食用

松花蛋可能带来的食用风险不仅仅体现在含铅量上，如果食用不当，蛋壳上附着的各种细菌也足以危害健康。松花蛋在腌制过程中，表面附着了大量细菌，主要是沙门氏杆菌，一旦蛋壳破损，细菌就会进入蛋内，污染松花蛋。这些细菌进入人体后，会出现肠炎或发烧、腹痛腹泻、恶心呕吐等中毒症状。

因此，在挑选松花蛋时一定要细心，挑选外壳完整，无破损，无斑点，有光泽的蛋；外壳有黑色的斑点的蛋一般含铅量较高；以去壳后蛋清光泽度好蛋清无黑色斑点，有松花，呈半透明状，切开后也不破损的蛋为优质松花蛋。

无论如何优质的松花蛋，都不宜食用过多或长期食用。专家建议，食用松花蛋时最好加醋、蒜、姜等调味品，不仅可以除去松花蛋的碱味，还有杀菌消毒的作用。

茶叶蛋——营养丰富，香味浓郁

>>> 为什么要吃

一直以来茶叶蛋都是我国的传统食物之一，既可以作为餐点，也可以当成零食。由于煎鸡蛋、炒鸡蛋等油脂含量过多，咸香软嫩的茶叶蛋成为许多人早餐的不二之选。

茶叶当中含有咖啡因，具有提神醒脑的功效，而且茶叶独有的芳香为人们所喜爱；而鸡蛋当中含有蛋白质、氨基酸、微量元素等营养物质，二者结合起来的茶叶蛋不仅茶香四溢，香味浓郁，煮制的方式也更多地保留了鸡蛋中的营养成分。

>>> 到底怎么吃

茶叶蛋个头虽然小，煮的时候火候、配料、吃法等都有着很多的讲究，不注意就容易弄巧成拙。

一般绿茶煮出来的茶叶蛋略微带有苦味，而用红茶煮出来的鸡蛋色泽鲜艳，而且不会有苦涩味，香味也更浓郁些，所以做茶叶蛋选择茶原料的时候最好使用红茶。

除此之外，茶叶蛋不宜长时间煮，否则的话就会使鸡蛋的蛋白质变性变质，吃起来口感不好。

需要注意的是，街边的小摊卫生条件比较差，煮茶叶蛋的汤大都是反复使用的，不仅会被细菌污染，反复煮沸的"千滚水"当中还含有对人体有害的物质。所以，想吃茶叶蛋，最好是自己在家中做，这样既卫生，又可以根据个人口味的不同搭配作料。

>>> 千万要注意

茶叶蛋不宜多吃

茶叶蛋虽好，却不宜多吃。因为茶叶中含有鞣酸成分，在煮制过程中会渗透到鸡蛋里，与鸡蛋中的铁元素结合而形成沉淀，对胃有刺激性，长此以往会影响营养物质的消化吸收，不利于人体健康。而且，茶叶中的生物碱类物质会同鸡蛋中的钙质结合而妨碍其吸收，同时也会抑制十二指肠对钙质的吸收作用，容易产生缺钙和骨质疏松等症。

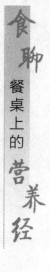

咸鸭蛋——营养丰富，老少皆宜

>>> 为什么要吃

咸鸭蛋是新鲜鸭蛋腌制而成，咸香软嫩，风味独特。相比新鲜鸭蛋，人们更愿选择吃咸鸭蛋，原因是鲜鸭蛋腥味较重，而用盐水腌制后，能达到去腥的效果。咸鸭蛋营养丰富，富含蛋白质、磷脂、维生素A、维生素B1、维生素B2，尤其是钙和铁等矿物质含量比新鲜鸭蛋要高，对骨骼发育有益，还能预防贫血。

>>> 到底怎么吃

袁枚《随园食单》记载，"腌蛋以高邮为佳，颜色细而油多，高文端公最喜食之。席间，先夹取以敬客，放盘中。总宜切开带壳，黄白兼用；不可存黄去白，使味不全，油亦走散"。这是说咸鸭蛋腌制好后，直接煮熟，带壳纵向切开两半即可食用，蛋清和蛋黄可一同食用，风味相伴。

>>> 你可能不知道

🌿 腌制方法 🌿

咸鸭蛋的常见腌制方法主要有两种：浸泡法和裹泥法。

浸泡法：

原料：鲜鸭蛋、花椒、大料、茴香、桂皮、盐

做法：

1. 把鸭蛋洗干净后看晾干。

2. 将花椒等调料加水放入锅中煮，根据鸭蛋和水的多少放适量盐，水开后晾凉。

3. 将煮好的汤汁倒入坛子里，轻轻放入鸭蛋，封坛。

4. 腌制30天左右即可开坛取出，腌制太久则过咸。食用时应
   煮熟。

裹泥法：

原料：鲜鸭蛋、黄泥、盐、料酒、五香粉

做法：

1. 将鸭蛋洗净，晾干。
2. 黄泥加水调成糊状。
3. 将五香粉加盐混合。
4. 将鸭蛋先裹一层黄泥，再沾酒在五香粉和盐里滚一下，装
   入塑料袋。
5. 将袋子扎紧，密封放置30天左右即可。食用时应煮熟。

咸蛋黄为什么会出油？

　　鸭蛋中的脂肪绝大部分存在于蛋黄里。正常状态下，蛋黄内的脂肪和蛋白质、无机盐等物质混合在一起，无论生蛋或熟蛋，都看不出蛋黄里有油。但是在腌制过程中，蛋白质变性，蛋内的水分向外渗出，脂肪被迫与其他物质分离，浓缩聚集在一起就成了蛋黄油。咸鸭蛋煮熟后，蛋黄内的蛋白质凝固，而分离出来的油脂就很容易看到了。咸鸭蛋出油是腌好的标志。

咸鸭蛋拌豆腐

原料：豆腐、咸鸭蛋、葱花、香油、盐、味精

做法：

1. 把豆腐切成小方块，用开水烫一下。
2. 将焯过的豆腐块过凉水，捞出，沥干装盘。
3. 将咸鸭蛋剥皮，蛋清切丁。
4. 蛋黄放碗中，加少许盐、味精、水，调成蛋泥。
5. 将蛋清小丁撒到豆腐上略拌，然后浇上蛋黄泥，倒入少许
   香油，拌匀即可。

第四章
肉类食物这样吃，养生之道才正确

猪肉——滋阴润燥

肉类是人体补充蛋白质的主要来源，猪肉中的蛋白质为完全蛋白质，含有人体必需的各种氨基酸，易被人体充分利用，营养价值高，属于优质蛋白质。除了蛋白质，猪肉还含有丰富的碳水化合物、脂肪、钙、磷、铁等成分。此外，猪肉还能提供血红素和促进铁吸收的半胱氨酸，能改善缺铁性贫血。

中医认为，猪肉性平味甘，有润肠胃、生津液、补肾气、滋阴润燥的功效，主治热病伤津、消渴羸瘦、肾虚体弱、产后血虚、燥咳、便秘、补虚等症。

头尾部分

1. 猪头：最常见的吃法是卤制猪头肉、扒猪脸等。
2. 猪尾巴：常见的也是卤制的做法。

1. 上脑：在背部靠近颈的位置，肉质鲜嫩，瘦里夹肥，很适合炸、熘、炖、焖或者糖醋。

2. 夹心肉：在前槽、颈和前蹄膀的中间位置，这部分肉有老筋，有很强的吸水性，非常适合做馅、肉丸子等。

小排骨也属于夹心肉，小排骨可以做成糖醋排骨、椒盐排骨等美味菜肴，也可以做成排骨汤；小排骨的下面通常有一长条瘦肉，叫做"梅子肉"，适宜做馅料或是肉丸子等。

3. 前蹄膀：这部分肉皮厚筋多，胶质含量多，适合红烧、清炖等做法。

4. 颈肉：就是我们通常说的"血脖"、"槽头肉"，这部分肉肉老质差，且肥瘦不均，多用于做馅料。

5. 前脚爪：其实就是猪蹄，猪蹄只有皮、筋、骨，并没有肉，只有削去蹄壳才能进行烹制食用。猪蹄的常规做法是红烧、酱制、煮汤或是做成冻。前脚爪的蹄筋没有后脚爪的好。

方肉部分

1. 脊背：我们常吃的里脊就是属于脊背，当然，它还包括外脊、大排骨。大排骨筋少肉嫩，适用于炸、煎、烤、烧等烹饪方式。外脊也就是我们通常说的"通脊"、"硬脊"、"扁担肉"，这些都是比较嫩的部位，适用于炸、爆、炒等烹调方式。里脊肉的质地细嫩，适合爆、熘、炸、炒等烹调方式，如糖醋里脊。

2. 五花肋条：肥瘦肉有规则地间隔排列，呈现出五花三层，适用于煮制、红烧、粉蒸、炖、焖等，是做红烧肉的上佳部位。

3. 奶脯：就是通常所说的"肚囊子"，在方肉下面的猪腹的位置。这部分肉质量较差，皮通常用来做猪皮冻，肉用来炼油（猪油）。

后腿部分

1. 臀尖：也就是猪臀的上部位置，这部分都是瘦肉，而且肉质细嫩，可以用来代替里脊肉，适用于爆、熘、炸、炒等烹调方式，炒菜时所选择的猪肉通常选的就是这个部位。

2．坐臀：后臀上方紧贴着肉皮的一块长方形的肉，这部分质较老，肉丝较长，通常用于煮、酱、炒等烹调方式。

3．外档：我们通常称作"后腿肉"、"弹子肉"，前部分的瘦肉肉质较嫩，可以用来代替里脊肉，多用于炒、炸、爆等烹调方式。

4．后蹄髈：这部分的肉肉质坚实，可以选择红烧、清炖等烹调方式。

5．后脚爪：脚爪需要削去蹄壳，多用于酱、煮或制冻。

鸡肉——补精养血

>>> 为什么要吃

中医认为，鸡肉可以疗虚祛寒，补血养气，是老年人、体质虚弱者、大病初愈者和产后亏损者非常重要的补品。由体虚而导致的头晕、体乏或是由于肾精不足引起的尿频、耳聋、精少精冷，都可以通过常食鸡肉来进行调节。

古代人坐月子最常食用的食物也是鸡。《本草纲目》上有相关记载："新产妇以鸡一只洗净，和五味炒香，投两升酒中，封一宿取饮，令人肥白，又和乌麻油二升熬香，入酒中极效。"

不同的鸡，补益效果是不同的。黄鸡色黄偏于入脾，乌鸡色黑又偏于入肾。一般来说，气血不足，体质虚弱者，或是妇女产后气血大亏，导致气力不足，需要多补益身体，那首选就应该是黄鸡来补。另外还有一些女孩子，由于肾阳虚，出现了痛经或是经量少等一系列宫寒症状，就要选择用乌鸡来补，中药当中的乌鸡白凤丸就是专门治疗"宫寒"的。

需要注意的是，在选择鸡肉进行补养时，要注意雌雄两性的补益作用的区别。雄鸡的鸡肉属于阳性，温补作用比较强，适合于那些阳虚气弱的患者食用；而雌鸡则属阴性，比较适合产妇、老年人、体质虚弱者以及久病体虚的人食用。

鸡肉的肉质细嫩，滋味鲜美，富含营养，适合多种烹调方法，不但适于热炒、炖汤，还可以冷食凉拌。鸡肉不仅具有滋补养身的作用，还能作为药膳炖煮，功效全面。

鸡肉可与多种食材进行搭配，功效各不相同：

1．与竹笋搭配，可清热消痰，健脾胃。

2．与豌豆搭配，有利于蛋白质的吸收。

3．与栗子或大枣搭配，可益气补血，增强人体造血功能。

鸡肉具有低脂肪、低糖、多纤维的特点，适合肥胖人群食用，但是鸡汤中含脂肪较多，脂肪被吸收后，会促使血液中的胆固醇升高，患有胆囊炎、胆结石等胆部不适的患者不宜食用，以免刺激胆囊，引起胆绞痛。同时，鸡皮也含有较多脂肪，对于想保持身材的人，可以将鸡皮剥去再进行烹制。

蛋清鸡汤

原料：鸡蛋清、鸡胸脯肉、鸡汤、豌豆苗、莴笋叶

做法：

1．将蛋清放在碗中，用筷子用力地搅打，直到蛋清全部打成黏稠的泡沫状。

2．将鸡胸脯肉切成碎末。

3．将鸡汤放在锅中烧开，将鸡肉末放入锅中搅散。

4．把打好的蛋清倒进汤里搅，蛋清变成白白的豆花状就立即关火。

5．把生豌豆苗、莴笋叶洗净后放入碗中，把沸腾的汤倒入，将菜叶烫熟即可。

因为鸡肉都已经化在了汤锅里，这样一来更加利于消化和吸收，对肠胃的负担较小，很适合老年人和胃肠消化功能弱的人食用。

不管是鸡肉还是蛋清，都是大补的食物。鸡肉有补虚、和胃、养阳的作用，而蛋清有补气、润肺、清虚火的功效。鸡肉性温，而鸡蛋性

凉，因而把二者结合在一起，更是一道十分平和的补品，不腻不燥，养胃健脾，又能够很好地增强人体的免疫力。

在鸡的各个部位的肉当中，要属鸡胸脯补虚劳的功效最为突出，再加上蛋清的提神作用，使这道汤的提气、抗疲劳功效显著，对于那些平时感觉气短乏力的人是大有好处的。

鸡屁股不宜食用

当鸡在食用一些受污染的物质之后，如受沥青或其他废弃物污染的粮食、腐烂发霉的饭菜、饲料中的致癌物质、被杀虫剂杀死的虫子等等，这些食物中的毒素就会进入腔上囊，但无法分解也不能排出，一般的烹调方法也很难将其全部破坏。吃了这些有害的鸡屁股，危害人体健康。正确的做法是在烹饪前即将鸡屁股切掉。

牛肉——病人调养佳品

>>> 为什么要吃

牛肉可以说是中国人所食的肉类中的第二大类了，食用量仅次于猪肉。牛肉中的蛋白质含量高，脂肪含量低，且拥有牛肉特有的风味，味道鲜美，有"肉中骄子"的美称。

中医认为牛肉具有补中益气、滋养健脾、强健筋骨、化痰息风等功效，适合气短体虚、胃寒、贫血、筋骨酸软的人食用。

牛肉含有丰富的肌氨酸，可以促进肌肉生长，增强体力；牛肉还富含维生素B_6，起增强免疫力的作用，非常适合术后、病后等需要进行调养的人食用。

牛肉有健脾胃、补气血的功效，对于大病初愈，身体才刚刚恢复的人来说，吃羊肉容易旧病复发；吃猪肉有可能导致阴寒过重，凝滞疼痛；而鱼肉又具有发性，吃得不当很有可能病情复发或是加重病情；而牛肉性平和，不会对身体虚弱的人产生什么负面影响。

>>> 到底怎么吃

牛肉的烹饪方式比较多，我们通常吃到的有炖牛肉、酱牛肉、牛骨汤、炒牛肉、涮牛肉等等，从营养价值上讲，清炖牛肉是保存牛肉营养成分最全面的一种烹调方式。

烹饪牛肉应注意以下几点：

1. 牛肉中比较鲜嫩的瘦肉部分适合于烧烤、煎、炒、涮等烹饪方式；而那些肉质较老的部分如：牛腩、牛腱等可以用来做馅料或是炖、蒸、煮等方式。

2. 牛肉的纤维组织是比较粗的，结缔组织又比较多，应该横切，从而将长纤维切断，不能顺着纤维组织切，否则不仅不易入味，还不易煮烂。

3. 在炒牛肉之前，最好是将其用酱油、淀粉或是蛋清进行腌制，如果时间充裕，还可在其中加入一勺油腌制一两个小时，直至油渗入肉中为止。进行炒制时，肉中渗入的油会因膨胀作用而破坏肉的粗纤维，这样炒出的肉就会非常的鲜嫩。要注意，炒牛肉时油要多放，锅要烧得热一些，要大火进行炒制，牛肉炒到七分熟就可以关火了，切记不要炒得太久，以免肉质太老，影响口感。

4. 在炖牛肉时，一定要用热水。热水可以使牛肉表面的蛋白质迅速凝固，进而防止牛肉中的氨基酸渗出，以保持牛肉的鲜味，保留牛肉的营养价值。待水烧开后，打开锅盖再继续炖20分钟左右，这样可以除去牛肉带有的异味。之后再盖上盖子，用小火保持锅内微沸的状态，让汤表面的那层浮油保持汤温，这样可以起到焖的作用。在烧煮的过程中，盐要加得迟一些，但是水要一次性加足，如果后来发现水少而必须加水时，也要加开水。

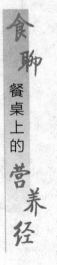
5. 如果单吃牛肉的话，可能会觉得单调，而且很多时候，越是不同类别食物同食越能达到营养均衡、防治疾病的功效。牛肉与土豆、萝卜、洋葱者是很好的搭配。

羊肉——冬季进补佳品

>>> 为什么要吃

《本草纲目》中记载，羊肉具有补元阳、益血气的功效。正是因为羊肉具有补气滋阴、暖中补虚、开胃健脾的作用，又被称为"人类的保健功能食品"。

研究发现，羊肉中富含维生素B_1、维生素B_2，具有美容养颜的功效，还能够起到温补气血、美白皮肤、乌发固发、延缓皮肤老化的作用。适当地加入一些当归，美容效果会更佳。若是配上蜂蜜、螺旋藻、胡萝卜等，可以起到明显亮肤的功效。所以说，羊肉不仅营养丰富，还是美容养颜必不可少的美食。

>>> 到底怎么吃

羊肉吃法多

羊肉的烹调方法很多，如：涮羊肉、焖羊肉、羊肉抓饭、羊汤等。这些羊肉的做法在食材的搭配上都是非常讲究的。

在焖羊肉时，可以加入一些马蹄、萝卜等较为寒性的蔬菜，以降低羊肉的燥性。

煲羊汤时，可以加入一些黄豆、花生，这样也可以对羊肉的燥性起到缓冲的作用，适合阴虚火旺的人食用。对于阳虚的人，可以在汤中加入一些桂圆、枸杞、杜仲等，不仅可以去腥还可以起到增加食欲的作用。

熬羊汤或涮羊肉时，都可在汤里面加些姜丝。中医认为，鲜姜具有发散的功效，如果把我们吃进身体的羊肉比作一团火，那么在鲜姜发散作用下，这些热就能够像喷雾一样被驱散开来，并且把它们平均分配，温暖身体的各个部位，这样就可以避免上火。

调料是做羊肉的时候不能够忽视的一项。前面提过的姜是必不可少的，最好是没有去皮的生姜，因为姜皮辛凉，具有散火除热、止痛祛风湿的作用，它与羊肉一起吃，还能够起到去掉羊肉的膻味的作用。烹调羊肉的时候要尽量少用辣椒、胡椒、丁香、小茴香等温辛燥热类的调味品；我们可以适当地放入一点莲子心，它可以起到清心泻火的作用。

>>> 千万要注意

牛皮癣患者要少吃牛羊肉

牛皮癣患者尽量少吃牛羊肉，因为牛、羊、鹿等畜肉食品当中花生四烯酸的含量丰富，而牛皮癣患者的皮损当中含有的花生四烯酸要超出正常人的很多倍，这些化学物质在体内代谢之后转变成白三烯，是牛皮癣致炎物质中的最大隐患。所以，牛肉、羊肉、鹿肉等食物牛皮癣患者应尽量少吃。

烤羊肉+冰啤酒危害大

每到夏季，烧烤便会盛行起来，烤羊腿便是烧烤中不可缺少的一道菜肴。现今出现一种非常流行的吃烧烤的方法，那就是烧烤配扎啤。然而，这种吃法对身体的伤害很大。

夏季是阳气最为旺盛的时候。如果这时候再去吃温热性的羊肉，就会给本来已经很"热"的身体再加上一把火，尤其是烤羊肉串，在烟熏火烤之下，再加入一点辣椒，无异于在身体里点起了"熊熊大火"，而若是在此时再饮些冰啤酒，热与湿就会在体内"相遇"，便造成湿热。

如果体内湿热过重，那么湿热就会"堆积"在脾胃中，而这也就是中医上所说的湿热困脾。湿热困脾的表现有：身体感到很沉重；胃中经常会有闷胀的感觉；大便不净、便溏等。

第五章
奶类营养有优势，吃出健康很容易

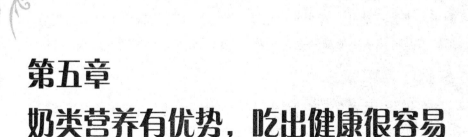

牛奶——蛋白琼浆

>>> 为什么要吃

牛奶中的蛋白质

　　牛奶中的蛋白质是完全蛋白质，能够被人体很好地吸收和利用，其中以酪蛋白和乳清蛋白为主，都是在人体内易消化吸收的蛋白质，对于人体肌肉组织的构成非常重要，所以牛奶是提供人体优质蛋白质的最佳食品之一。

牛奶中的乳糖

　　牛奶当中的糖类主要是乳糖，在牛奶当中成溶解状态。牛奶中还含有微量的葡萄糖、果糖、半乳糖。

牛奶中的钙

　　牛奶当中含有丰富的天然钙，每100克鲜牛奶含钙120毫克，而且牛奶中的钙适于人体吸收，吸收率高达70%，而一般食品仅仅为20%～30%。牛奶当中的钙和磷不仅数量丰富，而且比例适当，是人体每天需要

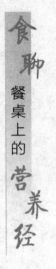
钙和磷的优良来源。

钙质是构成人体骨骼和牙齿的重要材料，缺钙会引起幼儿佝偻病及老年人骨质疏松症，而牛奶当中的钙，与蛋白质结合而易于被人体吸收利用。不管是幼儿、青少年，还是老年人，都可以饮用牛奶补充钙质。但缺点是嗜热菌不易被杀灭，牛奶保存期限较短，一般为2-7天。

≋ 牛奶中的维生素 ≋

牛奶当中还含有丰富的维生素，尤其是维生素A和维生素 B2、B12，而且牛奶中的维生素与其他成分搭配合理，可以有效地促进各种维生素的吸收。

≋ 牛奶中的矿物质 ≋

矿物质又称作无机盐。牛奶当中的无机盐大部分都会与有机酸结合成盐，其含量为0.70%～0.75%。

牛奶中的无机盐主要有：钙、磷、钠、钾、镁、氯、硫等，其中钾、钙的含量很高。

>>> 到底怎么吃

牛奶不宜空腹喝，以饭后饮用为宜。而且，一天一杯的话，应该在早餐的时候喝，如果一天两杯，则以早晚喝为佳。当然，我们也可以按照个人的生活习惯在早中晚三餐之外的时间喝，但是一定要注意要先吃一些富含淀粉的食物，以便让牛奶在胃内停留较长的时间，这样才更有利于牛奶营养的全面吸收和利用。

>>> 你可能不知道

≋ 牛奶的杀菌方式主要有哪些？ ≋

低温长时间巴氏杀菌法（LTLT）：即让牛奶在60℃下保持半小时左右，从而达到杀菌的目的。

高温短时间巴氏杀菌法(HTST)：把牛奶加热到72℃～75℃，或者

82℃～85℃，保持15秒～20秒，然后再进行冷却。这是目前乳品企业普遍采用的一种杀菌方法，这种方法可将细菌杀得较为彻底。但缺点是嗜热菌不易被杀灭，4奶保存期限较短，一般为2～7天。

超高温瞬时灭菌(UHT)：这是目前最先进的杀菌方法，是指将原料奶在连续流动的状态下通过热交换器迅速加热到135℃～140℃，保持3秒～4秒，从而达到商业无菌。因为加热的时间较短，牛奶的风味、性状和营养价值均没有受到明显的破坏，目前蒙牛、伊利等大的牛奶加工场采用的就是这种方法。

牛奶是否越稠越好？

牛奶是由多种干物质混合而成的一种乳浊液。过"稀"和过"稠"都不是正常状态。喝牛奶时，我们可以留意一下，牛奶的包装中通常会印有"均质"两个字。什么是"均质"呢？

均质是一种牛奶加工的工艺。牛奶中的主要成分有：脂肪、蛋白质、碳水化合物等，在放置过程当中，脂肪可能会由于比重较小而出现上浮现象，导致牛奶中的脂肪含量不均匀。牛奶生产商为了使牛奶中的干物质混合均匀，就需要对原料奶进行高压均质处理。其原理是将大的脂肪球切成小的脂肪粒，使之均匀地分布在牛奶当中。

我们通常喝的牛奶中不会看到奶皮子或黄油，就是因为经过均质处理的牛奶中的脂肪球比较小，不会出现上浮的现象。这样的牛奶更容易消化吸收，香味也更浓郁。

有时我们发现买来的牛奶有粘壁现象，甚至出现凝块，这是由于牛奶的储存时间过长。时间太长的牛奶脂肪球会重新凝聚，甚至上浮结块。

有时买到的牛奶确实比较稠，喝到嘴里感觉很厚，这样的牛奶很可能添加了增稠剂。所以选购牛奶浓度作为评判标准。

牛奶包装的秘密

生鲜牛奶

刚从牛身上挤下来的鲜奶，这种牛奶中可能有牛毛、牛粪、草料等杂质，还含有大量的细菌，还可能含有致病菌和病毒。一般情况下，每毫升可能含有十万、百万、甚至千万个细菌。这样的牛奶喝了可能会造成腹泻或急性肠胃炎。市场上卖的零散牛奶很多是未经加工处理和消毒的，卫生方面存在着很大的隐患。

灭菌牛奶

灭菌奶就是我们通常所见的百利包、小枕、利乐砖等包装的存放时间比较长的牛奶。这种牛奶都经过了全面的消毒灭菌，当然，对人体有益的菌类也基本上被扫除干净了，牛奶的营养成分也遭到了不同程度的破坏。这种牛奶的保质期大都为30～45天，有些灭菌奶的保质期甚至可以达到6个月。灭菌奶的奶香味浓厚，风味基本没变，但是营养成分却遭到了一定的破坏，比如B族维生素就损失了近三成。

酸奶——促进消化，易于吸收

>>> **为什么要吃**

酸奶经过发酵，当中的脂肪酸比原来增加了2倍，使酸奶更容易被人体消化和吸收，各种营养素也得到最大限度的利用。

酸奶由鲜牛奶发酵而成，除了保留有鲜牛奶里面的全部营养成分，在发酵过程中，酸奶中的乳酸菌还可以产生人体所需的多种维生素，如维生素B_1、维生素B_2、维生素B_6、维生素B_{12}等。

>>> **到底怎么吃**

晚上喝酸奶最补钙

与牛奶相比，酸奶中的钙更利于吸收，因为酸奶当中的乳酸能够与钙结合。一般来说，饭后半小时到两个小时之间喝些酸奶是最好的。但想要充分发挥酸奶的补钙作用，还是晚上喝比较好。原因是：

1．晚上12点到凌晨是人体的血钙含量最低的时候，这时候非常利于食物中的钙的吸收。

2．晚上12点到凌晨这段时间内，影响人体内钙吸收的因素很少。

另外，还需注意：晚上喝完酸奶之后一定要及时地刷牙或漱口，因为酸奶当中的酸性物质会侵蚀牙齿。

上班族午后喝酸奶防辐射

上班族的显著特征就是吃完饭便在电脑前一动不动，每时每刻都在承受着电脑辐射带来的危害。如果午饭的时间喝一杯酸奶，不仅有助于消化，还能够起到缓解情绪、防辐射的作用。原因是：

1．B族维生素具有提高人体抗辐射损伤的能力，酸奶中的B族维生素含量较高，可以充分地发挥这个作用。

2．酸奶当中的酪氨酸具有缓解由于心理压力过大、高度紧张焦虑而引发的疲惫的作用。经过乳酸菌发酵后的酸奶，酪氨酸含量大大提高，更好地发挥其抗疲劳的功效

喝酸奶要注意少量多次，这样才更有利于酸奶当中的营养物质的吸收，而且还可以防止由于食用量过多而造成胃肠不适。

>>> 你可能不知道

酸奶的保存

酸奶的包装材料和外形有很多种，保质期也是不一样的，短的只有几天，长的可以到20天左右。杯装酸奶在低温环境中冷藏，保质期在14天左右；而袋装的酸奶在低温环境中，保质期5到7天。酸奶饮料保存时间是最长的，置于常温干燥处，可以存放8个月。

酸奶中是没有防腐类物质的，这对酸奶的存放条件就有一定的要求。当存放条件不合适时，酸奶中含量较高的乳酸菌会大量繁殖，会使产生的酸性物质增多，使酸奶过酸，严重时会使酸奶变质。夏季天气炎热，一定要注意酸奶的放置问题，谨防腐坏。

食聊
餐桌上的
营养经

误区一：酸奶可以随意搭配

酸奶可与淀粉类食物搭配食用，但肉制品如香肠、腊肉等不宜和酸奶搭配食用，因为加工过的肉制品当中含亚硝酸，会与酸奶中的胺反应形成致癌物质亚硝胺。

误区二：酸奶等同于酸奶饮料

酸奶饮料只是一种添加了食用香料的酸味饮料，而酸奶却是由优质牛奶通过乳酸菌发酵而成，营养价值远高于酸奶饮料。根据乳品行业的相关规定，每100克酸奶中蛋白质的含量不能低于2.9克，而每100克酸奶饮料中蛋白质含量仅为1克。

误区三：酸奶能与某些药物同服

不能用其他东西代替水来服用药品，茶水服药会让药效降低，酸奶同样不能和药物同时服用，红霉素、氯霉素等抗生素和磺胺类药物及止泻药，会将酸奶当中的活性益生菌杀死或破坏。

误区五：酸奶与牛奶一样

相比牛奶，酸奶更容易被人体消化并加以利用。牛奶中乳糖含量很高，但是，部分人群的身体中乳糖酶的分泌量不足以消化这些乳糖，造成了乳糖在肠胃中的积存，会给人体带来肠胃不适、腹痛、腹泻等症状，影响人体健康。而这个时候，酸奶就是最好的选择。

误区六：酸奶适合各类人群

酸奶并不是谁都适合喝的。胃肠道疾病及腹痛、腹泻患者刚刚痊愈时，一定要谨慎食用酸奶。而且，一岁以下的幼童不能喝酸奶。此外，出现过血糖高、动脉粥样硬化、胆囊炎、胰腺炎等症状的人，也要远离含有糖类的酸奶，否则病情会恶化。

酸奶的适用者有如下几类人：饮酒频繁的人、吸烟频率高的人、与电脑接触多的人、便秘的人、骨质稍差的人等等。

奶酪——含钙丰富

喝牛奶不如吃奶酪

奶酪是把牛奶中最具有价值的营养物质加以浓缩形成的。10公斤的牛奶进行加工，才能合成1公斤奶酪。牛奶中的营养物质，通过凝乳酶的作用，凝固发酵形成了奶酪。这使牛奶中的营养物质可以长时间在胃里存放，而且更容易消化和吸收。

补钙还得是奶酪

有研究证明，奶酪中含钙量极高，并且可以被人体较好地吸收，吸收率是海鲜类食物的2倍。所以，经常食用奶酪，对于骨骼的生长有明显的作用，可以提高骨中的含钙量，减少患上骨质疏松的机率。尤其对于运动量较少的办公室白领、孕妇、老人和小孩子，奶酪是补充钙元素绝佳选择。

>>> 到底怎么吃

奶酪一般作为佐餐配料，可夹在面包、汉堡、三明治里吃，也可用作蔬菜、水果沙拉和面条的配料。西方的经典搭配是奶酪配红酒。而法式火锅则是将奶酪融在小火锅里，化成浓汤，用来涮面包干和肉类等，奶香四溢。

>>> 千万要注意

奶酪作用各不同

宝宝奶酪
这种奶酪营养较为集中，适于1到3岁的婴幼儿，价格一般为每百克

15元左右。奶酪不能作为宝宝的主食，要搭配奶粉和鸡蛋等食物一起食用，这样才有助于宝宝的身体发育。

成长奶酪

这类奶酪适合3到10周岁的孩童，可以把它当成两餐中间的能量补充剂，帮助孩子健康成长。这类奶酪的价格因品牌不同而有较大差异，贵些的50克约为10元钱。成长奶酪通常都含有糖，正在换牙的孩子可以换换口味，考虑其他类型的奶酪。

早餐奶酪

这种奶酪适于成年人食用，每天吃25克就够了，每天早上吃一小片，可以精神一上午。买片状奶酪应该买内包装用锡纸的，这样的包装不仅密封性好，还不会出现水汽受潮，相对的储存期也较长。

第六章
水果干果类食物，美味滋补可兼得

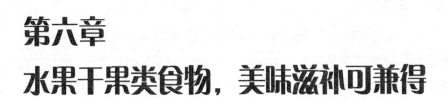

葡萄——种类丰富，功效各异

葡萄颜色不同功效不同

红葡萄具有软化血管、活血化瘀等功效，是心血管病人的一方良药。

白葡萄可以补肺气、润肺，对于患有咳嗽和呼吸道疾病的人群有良好作用。

绿葡萄有清热解毒的功效。

紫葡萄中含有花青素，可以美容养颜，抗衰老，还可明目。

黑葡萄滋阴补肾，使发色更黑，有光泽。

葡萄的"药效"

1. 葡萄中8%~10%是糖类，主要为葡萄糖，可被人体迅速吸收。因此，出现低血糖症状时，喝葡萄汁能够很快地从低糖状态缓解过来。

2. 在葡萄中，有一类物质还原性极强，可以作为抗氧化剂，就是类黄酮，可清除自由基，延缓衰老。

3. 葡萄中还有多种人体必需的氨基酸，对身体疲劳和神经紧张都具有缓解的作用。

4. 葡萄中的糖和铁的含量高。是女性、幼儿和贫血患者的最佳补药。

>>> 到底怎么吃

1. 食用葡萄后立即饮水可能导致腹泻。葡萄本身就是一种通便润肠的食物，吃完后即刻喝水，葡萄在胃中还没有消化吸收，水就稀释了胃酸。葡萄、水、胃酸搅拌在一起，立刻氧化发酵，使肠道加快活动，导致腹泻。

2. 不能在吃完葡萄后立即饮用牛奶。葡萄中富含维生素C，牛奶中含维生素B_2，二者结合，维C会因氧化还原反应而失效，而维生素B_2也无法在体内发挥应有的作用。

香蕉——消除疲劳

>>> 为什么要吃

香蕉含有很多营养物质，碳水化合物、蛋白质、脂类、微量元素和维生素的含量都不少。总体来说，香蕉具有增强人体免疫力，促进身体成长，增进食欲，帮助消化等功能，而且其中所含的丰富的钾离子可提神降压。

>>> 到底怎么吃

1. 香蕉能够长时间提供能量，所以早餐可以食用一些。

2. 香蕉属于性寒的水果，适于燥热人士食用。而且香蕉含有大量的淀粉质，有助于清热润肠，促使肠胃运动，有利于治疗便秘。香蕉适于痔疮出血者、燥热而致胎动不安者食用，而脾虚泄泻者应该尽量不吃或少吃为宜。

番石榴——软化血管，降低血脂

番石榴中膳食纤维含量大约为4.8%。与玉米之类的粗粮相比，番石榴所含有的膳食纤维具有很高的水溶性，在人体内不会被消化酶分解，并且还可以吸收水分，增加粪便体积，有效地防止便秘，缓解腹泻的症状。番石榴汁含有的多酚比绿茶还高，而多酚具有衰老和防治癌症的作用。

番石榴还含有大量红石榴多酚和花青素，能够减少体内自由基，有利于美白和延缓衰。

1．整个食用（像吃梨一样，一口口地咬着吃）是最简单的一种方法，还可以当作蔬菜食用。

2．可以把番石榴切成薄片，又可以切成颗粒，或者是一些不成规则的小块，以及自己喜欢的形状等，使用牙签或叉子插取，小块的品尝，这种方法不仅使口感变得更加香脆味美，看起来更加淑女绅士。

还可以根据自己的口味，加入一些细盐、咸梅、咸梅粉等加以调味，放到冰箱里面，取出后的食物味道更加可口。

3．番石榴还可以加工成饮料来食用。将准备好的番石榴放入榨汁机当中，再放入适量的冷水，然后依照个人的口味，加入适量的冰糖、牛奶和蜂蜜之类的调味品，不仅芳香可口，而且经常饮用番石榴汁有助于滋养皮肤，使肌肤恢复光泽。

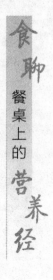

猕猴桃——维C之王

>>> **为什么要吃**

猕猴桃的味道很甜，有非常浓的香味，果汁的含量也非常丰富。猕猴桃含有丰富的营养元素，比如说蛋白质、钙、糖类、钾、铁、磷等以及丰富的叶酸、维C、胡萝卜素等。

医学研究发现，食用猕猴桃对肝炎、尿道结石、心脑血管、麻风病的治疗，以及降低血液中的胆固醇有奇效。

育龄妇女在孕前或怀孕期间，如果经常吃猕猴桃，对预防儿童各种先天缺陷和疾病有辅助作用。猕猴桃中有三种可抗氧化的维生素。胡萝卜素可以提高人体免疫力，有助于胎儿眼睛的发育；还有提高身体的抵抗力的维生素E和维生素B，有助于人体糖分的吸收，为胎儿补充营养。猕猴桃所含的叶酸是一种可溶性B族维生素，对于人体细胞的增长分裂有很大作用。孕妇体内叶酸含量低可能导致胎儿出现唇腭裂、心脏缺陷、体重过轻等症状。猕猴桃还含有对细胞合成起到非常大的作用的核酸、蛋白质、氨基酸，这些都是胎儿生长发育不可缺少的元素。

>>> **到底怎么吃**

猕猴桃属于带毛刺的水果，不易洗净，所以在吃法上面是有讲究的。

1. 将猕猴桃洗净，用刀从中间一分为二，用小勺刮里面的果肉吃。

2. 如果家里有搅拌机的话，可以将果肉挖出后用搅拌机榨成果汁或果泥吃。特别是把猕猴桃和苹果一起搅拌，二者的营养成分还可以有效互补。

3. 猕猴桃最好是当季吃，反季节出现的水果往往会加入一些药剂。

由于猕猴桃性味寒甜，所以脾胃比较虚寒的人、经常腹泻的人、月经不调的女性，或者是习惯性流产的病人也不适宜吃猕猴桃。

据英国的科研组织调查发现，有的儿童吃过猕猴桃后会有过敏反应，甚至虚脱，但是还没有因为吃猕猴桃而引起腹泻死亡的案例。父母可以把猕猴桃榨成果汁给孩子饮用，这样引起过敏反应的风险小一些。

草莓——温肺，补血

在李时珍的《本草纲目》中记载，草莓的功效有补血、温肺、健脾、益气，对于体质虚弱者以及老人孩子，都是滋补的最佳选择。草莓中营养元素分配均匀，其中维生素C的含量是等量葡萄、西瓜或者是苹果的十几倍。不光如此，草莓里的果糖、铁、葡萄糖、柠檬酸等物质，可以有效治疗春季多发的咳嗽肺热、长火疖子、嗓子疼等症。同时，草莓中富含铁元素，所以适宜贫血的人群食用。

吃草莓要注意两点

首先不要买形状奇怪的草莓。生长正常的草莓的形状是心形，但是有一些个头比较大，颜色很鲜艳的，形状怪异，咬开之后是空心的。这种草莓大多是因为滥用激素催熟的，经常吃这种草莓，对人体的健康有害。尤其是对儿童和孕妇来说，不要食用形状怪异的草莓。

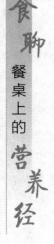

其次，草莓是一种低矮茎植物，虽然生长的环境是覆盖地膜的，但是还是会受到细菌和泥土的污染，因此在吃草莓以前一定要洗净。

>>> 你可能不知道

如何正确清洗草莓

一般人都会把草莓上的叶片摘掉，然后在水中浸泡。其实，这种方法并不科学。因为把叶头去掉，再放到水中浸泡，农药残留可能就会从叶柄切面进入到草莓果实里，这样受到污染的程度会更大。

正确清洗草莓的方法是，草莓不去叶头，浸泡在清水中约15分钟，这样可以溶解表面的农药。然后去掉叶头，再放入盐水浸泡3分钟左右，最后用清水冲洗干净，即可食用。在清洗草莓的时候，不要用手去搓揉，也不要用清洁剂。

木瓜——护肝抗肿瘤

>>> 为什么要吃

木瓜的5大功效

1．富含维生素C

木瓜中维生素C的含量是苹果维生素C含量的50倍左右。维生素C能够增加肝细胞的抵抗能力，有效稳定肝细胞膜，促进肝细胞的再生与糖类合成，起到对肝脏修复的作用。

2．富含多种氨基酸

木瓜中的氨基酸种类丰富，对营养不良人群来说是很好的补品。

3．富含齐墩果酸

齐墩果酸的主要功能是抗炎抑菌、护肝降脂。

4．促进消化

木瓜汁中有蛋白酶，对肉食中的蛋白质有分解作用。可以缓解胃肠不适、食欲减退的症状，促进消化吸收。

5．抗癌作用

亚硝胺是癌症的诱因之一，而木瓜有阻止亚硝胺合成的功能，对于癌症有防治作用。

>>> 你可能不知道

❀孕妇不宜吃木瓜❀

木瓜属性寒凉，所以体虚、胃寒的人群不可多吃，容易引起胃部不适和腹泻。孕妇吃寒性食物可能会影响自己和胎儿身体健康。而且，木瓜中的一种叫做木瓜苷的物质会使子宫收缩，因此，为了防止流产或者早产，孕妇最好不要吃木瓜，不管是否加热；因为加热也难以不会破坏其中的木瓜苷。

>>> 到底怎么吃

木瓜可以当水果食用，也可以用来烹饪，炖、炒、煲、煮、做法多多。

可将木瓜切成数瓣，去皮，刮瓤，口感软滑、多汁，味道香甜可口。如果一次吃不完，剩下的部分最好不要去皮、刮瓤，可以用保鲜纸包上，放入冰箱冷藏，但是一定要在几天之内尽快吃完。切忌选择冷冻保存，以免口感不好。有一些经过冬寒的木瓜，吃的时候可能略带苦味，属于正常现象。

木瓜炖汤能最大程度地保存其营养功效，它与鸡、鱼、肉同炖，能滋补益气，通乳健胃，最适合产后妇女食用。

木瓜与牛奶、花生、红枣等做成甜品，可润肤养颜。

木瓜与茶叶做成木瓜茶、清肠胃、增食欲。

荔枝——美容祛斑

>>> 为什么要吃

荔枝肉中蛋白质和维生素C的含量丰富，可有效地提高人体免疫力，提高抗病能力，促进血液循环，减少雀斑，让皮肤更加光滑。

中医认为荔枝果肉有补血理气、益肝补脾、止痛温中、安神补心的功效。中老年人、体弱多病的人比较适合食用，也是产后血虚的妇女的滋补佳品。

>>> 到底怎么吃

怎么吃荔枝不上火

1．把刚采摘下来的荔枝放入器皿中，并且放入寒泉或冷泉里，第二天食用，也不会上火。不仅可以去燥气，还有补阴的功效。诗人屈大均曾经说过："露井寒泉百尺深，摘来经宿井中沉，日精化作月华冷，多食令人补太阴。"

2．在食用荔枝以前饮一些盐水、凉茶，或者是绿豆汤、冬瓜汤等，都可以有效防止上火。

3．把新鲜的荔枝叶或是荔枝壳煮水服用，也可以有效地防止吃荔枝上火。

4．吃朝东向树冠的荔枝，有效地减轻燥气。荔枝会吸收日光，尤其喜欢吸收西边的阳光，西边的果实最先成熟。经常品尝荔枝的人，都爱选择西边树冠的荔枝，因为这个方向的荔枝口感好。但是容易上火的人，就应该吃东边树冠上的荔枝。

5．医学家谢肇淛在《五杂俎》中记载，吃荔枝降火的方法："吃荔枝多过内热，当以咸物下之。"将放入清水的盆子里加3勺食盐，然后将荔枝放入盆中浸泡约30分钟，荔枝肉中有一种叫做荔枝酸的成分，盐水可以有效分解这种荔枝酸。吃了浸泡盐水的荔枝，人体内就不容易积累酸性物质，从而有效地防止在代谢作用下的酸中毒，不容易上火。如果不放在盐水中浸泡，吃完荔枝后，应该喝一些盐水。

>>> 千万要注意

最好不要空腹吃荔枝，应饭后半小时食用。尤其对于儿童来讲，吃3到4粒就可以，吃多就容易体内燥热。燥热阴虚、体热湿寒的体质不宜多吃，与此同时，胃胀反酸的人和糖尿病人吃荔枝更应该慎重。

哈密瓜——消暑止渴

>>> 为什么要吃

哈密瓜是葫芦科植物中的一种，也是甜瓜的一种。新疆的大部分地区都会种植哈密瓜，而哈密瓜最富盛名的产地就是吐鲁番盆地了。

哈密瓜内的矿物质含量是非常丰富的，例如钙、磷、铁的含量是其他水果不能比的，食用哈密瓜可以有效的防止贫血。

哈密瓜的汁液也是非常多的，可以促进肠胃的活动，因此非常有利于消化。除此之外，哈密瓜还可以消暑、生津止渴，利小便等。

>>> 到底怎么吃

李子密瓜冰沙

原料：哈密瓜、李子

做法：李子洗净之后切成块，哈密瓜肉切成块，与冰块一起打成冰沙，放入盘中即可。

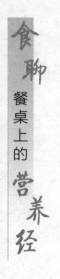

哈密瓜百合汤

原料：哈密瓜、百合、盐、陈皮

做法：

1. 把哈密瓜洗净去皮，去籽，切成块。
2. 陈皮浸软，百合洗干净，备用。
3. 锅中放入适量的清水，加入哈密瓜、陈皮、百合，开大火煮半小时左右。
4. 转慢火煮2小时，放入盐调味即可。

>>> 千万要注意

由于哈密瓜的含糖量高，因此糖尿病患者不宜食用。另外，哈密瓜是寒性食物，所以一次不能够吃的太多，吃太多很可能就会引起腹痛腹泻。

香瓜——消暑热，解烦渴

>>> 为什么要吃

香瓜在某些方面和西瓜是一样的，都是夏天用来消暑的水果，香瓜的香气非常浓郁，因此可以促进食欲。

在夏天这个暑热的季节，就应该多吃一些香瓜，因为香瓜可以调节人体的心脏和肝脏机能，同时还能够促进肠胃的蠕动。而且中医学上认为，香瓜还具有清热解毒、消暑利便的功能。

>>> 你可能不知道

香瓜的种类

最常见的香瓜一般是三种：黄皮瓜、白皮瓜和网纹瓜。

黄皮瓜包括伊丽莎白、铁蛋子、状元瓜等一系列的品种，黄皮瓜的颜色越黄，瓜的质量越好。例如伊丽莎白，瓜皮的颜色就是黄色的，而瓜肉是白色的，肉也比较厚实，含糖量也非常高。

白皮香瓜的外观相对来说是比较美观的，因此看着熟透感也比较强，若是完全熟透了的白皮香瓜，就会显现出白里透橙的颜色。

网纹瓜的品种也是很多的，最常见的有黄蛋子、兰甜五号等，在购买网纹瓜的时候，就要看网纹的纹络，网纹越突出，立体感越强，瓜就熟得越透。

西瓜——消暑止渴

>>> 为什么要吃

西瓜可以说是一种天然的药材，它的瓜瓤、瓜皮和瓜籽都可入药。中医认为，西瓜具有解暑止渴、利小便、解酒毒等一系列的功能。

西瓜可以利尿消肿，可以有效帮人体排出湿气，将身体内多余的水分一起带到体外，具有排毒功效。

西瓜皮也可以消暑，将西瓜皮切成丝或者是小薄片，然后洗干净放进水里煮沸，之后再放入些许西红柿或是鸡蛋，就是一道美味的夏季消暑汤。

西瓜籽具有降血压的作用，无论是将西瓜籽做汤，生吃，还是炒熟了吃，都可起到降血压的作用。

>>> 千万要注意

❀ 不宜吃西瓜的几类人 ❀

1. 糖尿病人。西瓜含有很多糖分，如葡萄糖、果糖，所以食用西瓜，血糖会相应地有所增长。身体健康的人能够分泌出胰岛素，控制血糖、尿糖的增高。而糖尿病人要慎食，如食用过量，不仅会使血糖增高，甚至会因为代谢紊乱而致酸中毒，危及生命。

2．肾功能不全者。肾功能不全的人，无法很好地排出身体里面的水分，所以患者会因为身体内水分太多而出现水肿的状况。若是这类患者摄食过多的西瓜，西瓜的水分就会积在身体里面，很难马上排出，不仅会加重病情，还很容易导致急性心力衰竭。

3．患有口腔溃疡的病人。口腔溃疡阴虚内热、虚火上扰而致。西瓜有利尿作用，若是在口腔溃疡的时候大量吃西瓜，就会将口腔原本需要的复原的水分排出去，加重病情。

4．产妇。一般来说，产妇的身体相对较弱，寒性食物食用过多会伤害产妇的脾胃。

橘子——理气通络

>>> 为什么要吃

中医看来，橘子不仅可以润肺止渴、通络化痰，还可以健脾利胃。适合老人、急慢性支气管炎或心血管病患者食用。

橘子味道酸甜，具有很高的食疗价值，它的皮、核、叶、络都可以作为药材使用。橘子的果皮在中药中叫陈皮，可以理气去湿、化痰解渴、健脾利胃，能够医治胸胁胀痛、疝气、乳胀、胃痛、食积等病症。

橘子的果核可以散结、止痛，可用来医治睾丸肿痛、乳腺炎性肿痛等病症。它的络，则可以通络化痰、顺气活血，可以医治痰滞咳嗽等症。除此之外，在橘络中有大量的维生素P，适于高血压患者或老人食用。

橘叶可以疏肝理气、消肿解毒，能够医治乳房肿痛等症状。其最外层的皮去掉白色部分，可以理肺气、祛痰，一般用来医治咳嗽等症。

橘子味道酸甜是因为含有大量的糖类，如葡萄糖、果糖、蔗糖，柠檬酸等。

1. 控制食用量

研究证明，每天食用三个橘子，那么人体一天的维生素 C 的需要量就得到满足了。不可以食用太多，否则，人体内草酸增加，久之会造成尿结石、肾结石。

2. 不宜与萝卜同食

萝卜会在人体内生成硫酸盐，代谢后生成硫氰酸，有抗甲状腺作用。而橘子会在人的身体中消化分解，将类黄酮物质转化成为羟苯甲酸和阿魏酸，它们会加强硫氰酸对于甲状腺的抑制作用，如果两者同食，就会引发甲状腺肿。

3. 橘子不能与牛奶同食

牛奶当中的蛋白质含量比较高，橘子中的维生素C的含量比较高，二者同食会使维生素C与蛋白质发生反应，凝固成块，影响消化吸收，严重的还会引起腹胀、腹泻等症状。

4. 饭前或者空腹不宜吃

橘子当中的有机酸含量比较高，对胃黏膜可能会产生一定的刺激，不宜空腹吃。

5. 阴虚体质的不要吃

中医上讲，橘子性温。因此，橘子吃多了可能会上火，特别是阴虚阳盛体质的人，尽量少吃，否则可能出现口角生疮、咽喉干痛、便秘等症状。其实这样的人可以选择吃一些柑橘，可以避免上火。

橙子——补充维生素，增强抵抗力

橙子富含维生素C、钙、磷、钾、胡萝卜素、柠檬酸等，具有生津止渴、行气化痰、健脾温胃、解油腻、消积食、清肠通便等作用，可增强

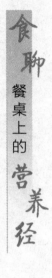

毛细血管韧性，降低血液中胆固醇含量，预防胆囊疾病，还能加强机体对药物的吸收能力。

橙子的果肉和果皮中含有多种营养成分，不但可以增强人体免疫力，促进伤口愈合，加速病体痊愈，还可以补充膳食纤维，通肠道，助排毒。

运动之后，体能下降，橙汁富含果糖，一杯新鲜的橙汁可帮助快速恢复体力，解除疲乏，止渴提神。

>>> 到底怎么吃

橙子酸甜可口，营养丰富，一般人群都不食用，胸闷、恶心、饮酒过量者尤宜食用。

冰糖橙酱

原料：鲜橙、柠檬、冰糖、盐

做法：

1. 将橙子洗净剥皮，切成小块。
2. 切半个柠檬挤出汁，加入橙子块里拌匀。
3. 倒入1杯清水，撒少许盐，浸泡12小时左右。
4. 将泡好的橙子块连水一起倒入搅拌机。
5. 打碎后倒入锅中，加冰糖，一边熬煮一边搅拌。
6. 煮到锅内水分基本蒸发，果胶析出呈黏稠状时关火。
7. 趁热装入干燥的玻璃瓶中密封，晾凉后放入冰箱冷藏。

香橙排骨

原料：排骨、橙子、姜、葱、料酒、酱油、白糖、盐

做法：

1. 排骨切成小块，洗净。
2. 将排骨放入开水里绰一下，取出，洗净表面浮沫。
3. 将排骨放入锅中，加水、姜、葱花，煮至排骨熟透。

4. 将橙子洗净剥皮切小块，放入榨汁机榨成汁。

5. 在橙汁中加一勺料酒、两勺酱油、两勺白糖、一小勺盐，搅匀。

6. 将调好的料汁倒入锅中烧开。

7. 将煮熟的排骨放入，小火慢炖，汤汁入味后即可出锅。

吃橙子防中风

柑橘类水果中所含有的总黄酮能够降低中风概率。在所有水果当中，柑橘类水果所含有的总黄酮较多，橙子和葡萄柚又是柑橘类水果当中的佼佼者，单个果实中含有45到50毫克的总黄酮。

总黄酮能够改善人体血管功能，减少炎症的发生。而血管功能下降和炎症都是引起中风偏瘫的主要因素。

橙子忌与槟榔同食

需要特别注意的是，橙子不要与槟榔一起食用，否则会引起血压升高，如果长期同吃，会造成高血压。

柚子——降脂降糖

柚子富含的维生素C，可以用来降低人体血液中的胆固醇含量。柚子当中还含有维生素P，维生素P可以加强皮肤毛细孔的功能，能够让受到创伤的皮肤组织快速复原。柚子当中的果胶一来可以降低低密度的脂蛋白含量，二来还有维护动脉壁的功效。柚子所含有的天然叶酸有着防治贫血症和保胎养胎的神奇功效。柚子的果肉里还含有一种铬元素，有类似于胰岛素的作用，能够降低血脂血糖，对糖尿病患者具有一定保养功效。

柚子含明生理活性物质皮甙，可降低血液黏滞度，减少血栓形成风险，可预防脑血栓，中风等症。

>>> 到底怎么吃

吃柚子其实是很有讲究的，太苦的柚子不宜吃；而且一次不宜吃太多，否则会影响肝脏的排毒功能。

除此之外，柚子的味酸，很容易聚痰，风寒感冒和哮喘多痰的人不要吃得太多。而且，柚子本身就具有滑肠致泻的作用，所以，腹泻的患者切忌吃柚子。

蜂蜜柚子茶

原料：柚子、蜂蜜、盐、冰糖

做法：

1. 把柚子外皮用盐搓洗干净。
2. 削下柚皮，切成细丝，加盐水腌制1小时。
3. 剥出柚子肉撕成小块备用。
4. 将腌好的柚皮细丝放入清水中，煮10分钟，去苦味。
5. 将柚子肉和柚皮细丝放入锅中，加清水和冰糖，小火搅拌熬制1小时，直至汤汁黏稠，盛出。
6. 将汤汁晾凉，加入蜂蜜，搅匀，装入玻璃罐密封冷藏。
7. 饮用时可加温水冲调。

功效：祛痰止咳，美白祛斑，降火排毒。

>>> 你可能不知道

孕妇常吃柚子有哪些好处

1. 妊娠期的妇女需要不断补充各种维生素，柚子富含多种维生素和矿物质，是孕妇们所需要的。

2．柚子可以润肺止咳，预防感冒。在干燥的秋冬季节里，柚子可以拿来降火，防治口腔溃疡。

3．孕妇在妊娠期间易发生贫血现象，柚子能够有效防止贫血，还能保胎养胎，让宝宝在妈妈肚子里健康安全地发育。柚子还能帮助人体吸收钙质和铁质，强健体魄。

柠檬——美白瘦身

>>> 为什么要吃

柠檬好吃又减肥

柠檬也是富含维生素C的水果，它的功能和效用早在大航海时代就为人们所熟知。柠檬的美容功效也是众人选择它的原因之一。柠檬中的维生素和矿物质也可以帮助减肥，只要搭配得好，不光让人享受到柠檬的美味和营养，更可以轻轻松松减掉不需要的肥肉，拥有曼妙身姿。

柠檬易保存，维生素C含量较高，牙龈出血可以拿柠檬防治，柠檬还具有美白的功效，可以减少黑斑和雀斑的沉淀。

柠檬的果皮还含有丰富的钙质，想要合理地利用柠檬的营养价值，连皮一起榨汁是不错的选择。

柠檬水当中含有柠檬酸盐，这种物质可以有效地破坏盐结晶，阻断肾结石的形成之路，长期服用柠檬水甚至可以治疗慢性肾结石。

柠檬还具备健胃消食、生津解渴防暑的作用。柠檬还能够化痰润肺止咳，效果比橙子和柑橘还要好。

苹果——"全科医生"

苹果不仅含有丰富的糖、维生素和矿物质等营养素，而且富含锌元素。锌是人体内许多重要酶的组成成分，通过酶广泛参与体内蛋白质、脂肪和糖的代谢，是促进生长发育的关键元素。

苹果含有丰富的有机酸，可刺激胃肠蠕动，使大便通畅。

苹果中含有较多的钾，能与人体过剩的钠盐结合，使之排出体外。苹果中含有的磷和铁等元素，易被肠壁吸收，有补脑养血、宁神安眠作用。

苹果中的胶质和微量元素铬能保持血糖的稳定，适于糖尿病患者食用。

西方甚至有"一天一苹果，医生远离我"的谚语，可见苹果营养之丰富，功效之全面，苹果因而被人们风趣地称为"全科医生"。

人们在食用或者是加工苹果的时候，果皮经常会被丢弃，但是研究发现，苹果皮当中含有丰富的抗氧化成分及生物活性物质，比如酚类物质、黄酮类物质，以及二十八烷醇等，这些活性物质都能够有效抑制引起血压升高的血管紧张素转化酶，有助于预防慢性疾病，比如心血管疾病、冠心病，降低其发病率。

所以建议大家在食用苹果时，最好在清洗干净之后带皮一起吃。

拔丝苹果

原料：苹果、鸡蛋、白糖、熟芝麻、淀粉

做法：

1. 将苹果洗净，去皮去核，切成长条。

2. 将鸡蛋打在碗内，加淀粉、水拌匀，放入苹果块挂糊。

3. 锅内放油烧至七成热，放入裹蛋糊的苹果块，炸至外皮脆硬，呈金黄色捞出，沥干。

4. 锅中留一点油，加白糖搅拌。

5. 糖色变黄拔丝时，倒入炸好的苹果，撒上熟芝麻翻搅，出锅。

6. 食用时，可先将苹果块在凉水中浸一下，口感更香脆。

功效：口味酸甜，外酥里嫩，健肠胃，促食欲。

苹果馅饼

原料：苹果、面皮、熟芝麻、白糖

做法：

1. 将苹果洗净去皮，打成果泥，滤除果浆。

2. 将锅烧热，放入苹果泥，加入白糖翻炒。

3. 放入熟芝麻，炒至苹果泥变干，不再有水分流出，盛出备用。

4. 取面皮，擀成饺子皮大小，放上适量炒好的苹果馅，加盖一片饺子皮，捏紧封口。

5. 平底锅放油加热，放入包好的小饼，小火煎。

6. 煎3至4分钟，至两面金黄即可出锅。

>>> **千万要注意**

1. 选购苹果可以优先考虑套袋处理的，被套袋的苹果一般表皮干净而且损伤较少，受到的污染和农药也较少。

2. 秋天的苹果吃起来比较让人放心，因为那时候苹果刚成熟，不需要对其进行保鲜处理，苹果皮也是比较好吃的。需要重视的是进口的苹果，这些苹果要漂洋过海，必须要对其进行保鲜处理，而国外流行给水果打蜡。

3. 刚摘下来的苹果在表皮会有一层天然果蜡，还有薄薄的一层果粉

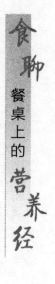

覆盖在上面，看起来雾蒙蒙的，并不是光泽鲜丽的模样。而市面上那些表面光鲜照人的苹果都是经过打蜡上光和保鲜处理的，一来是为了延缓苹果失水枯萎，二来是有一个好卖相，提高苹果市场价值。对于那些表面发亮的苹果，尤其是反季苹果，得准备一把好的水果刀和一手削水果皮的好技巧。

4. 在购买苹果时，选择一些由绿色机构认证无公害的、有机的苹果，这类苹果残留的农药和重金属较一般苹果少，吃起来较放心。

梨——润肺止咳

>>> 为什么要吃

梨味道香甜可口，可是所含的热量和脂肪并不高，对于那些爱吃甜食又怕长胖的人来说，梨是个非常不错的选择。

有维生素缺乏症的人应多吃梨补充一下。患有甲状腺肿大的人也可以多吃梨，梨当中的碘在一定程度上能缓解病情。梨对便秘、消化不良、贫血、尿道结石等疾病也有一些疗效。

不仅如此，梨树的叶子洗净晒干后，还能泡茶喝，可以利尿解毒，缓解尿道炎、膀胱炎和尿道结石等病情。

火旺咳嗽的人可以多吃一些梨润肺止咳，效果很好。

纤维素在梨当中的含量很高，这些纤维素多为非可溶性纤维，对于消化性疾患有较为突出的功效，它是人体内肠道的清道夫，还具有清理肾脏垃圾的作用，能够预防便秘，促进消化。便秘人群也应当多食用梨子，亦能帮助预防直肠和结肠癌。

>>> 到底怎么吃

在享用过烧烤美食之后，可以去吃个梨。

多环芳香烃是通过吸烟、吃烧烤后在人体内聚集的强致癌物，一项调查表明，人体内的强致癌物多环芳香烃在食用过梨之后会大大降低，如果是饮用加热过的梨汁效果会更好。

梨虽好吃，亦不可贪食。梨属寒，有风寒者、腹泻者不宜多食，孕妇也要少吃为妙。

冰糖雪梨

原料：梨、冰糖

做法：

1．将梨洗净去皮，切成小块。

2．锅中加水，烧开，放入梨块和冰糖。

3．中火熬煮20分钟即可。

4．还可适量添加枸杞、银耳、大枣等。

功效：润肺清火，止咳化痰，适合夏季食用。

山楂——健胃消食

>>> 为什么要吃

山楂当中有一种名叫牡荆素的化合物，有很好的抗癌作用。亚硝胺和黄曲霉素都是可怕的致癌物，研究证明，山楂提取液能够破坏亚硝胺的合成，也抑制将黄曲霉素的致癌作用。用大米混合山楂煮成粥来食用，不仅可以促进消化，还可以帮助抗癌。

山楂可以起到降低血清胆固醇和甘油三酯的作用，能够有效防治动脉硬化。山楂也可以起到强心和预防心绞痛的作用，山楂能增强心肌活力，增加心脏的输血量，降低爆发心血管疾病的风险。山楂中的总黄酮有着扩张血管和持久降压的效果，适合患有高血压和高血脂及冠心病的人食用。

山楂的药性微温，在中医看来，山楂不仅能够帮助消化肉类积食，还可以活血散淤，常用来做消食药和活血药。对于有血瘀型痛经有不错的疗效。

>>> 到底怎么吃

山楂酸甘微温，有健胃消积，散瘀行滞之功效。用于消化不良、产后瘀阻腹痛、泄泻、疝气痛。果实可以入药，炒焦后水煎服。也可以洗干净直接食用，或者是切成片泡水饮用。

炒红果

原料：山楂、白糖

做法：

1. 将山楂洗净，挖出果核。
2. 碗中加水，放入去核山楂和白糖
3. 放入微波炉高火转10分钟，取出后搅拌均匀。
4. 再次放入微波炉高火转10分钟取出。
5. 晾凉后放入冰箱冷藏即可。

功效：酸甜开胃，软化血管。

山楂糕

原料：山楂、冰糖

做法：

1. 将山楂洗净，挖出果核。
2. 将去核山楂放入搅拌机打碎。
3. 锅中放水烧开，放入碎山楂。
4. 用大火将山楂煮软至汤汁粘稠。
5. 放入冰糖，搅拌均匀。
6. 盛出晾凉，滤出水分，放入模具塑形即可。

功效：开胃消食，活血化瘀。

水蜜桃——补虚益气

人们常吃的桃有很多种，如猕猴桃、水蜜桃、蟠桃、雪桃、黄桃、白桃、肥城桃等。桃子含有丰富的营养价值，包括维生素B、C、糖类、磷、铁、钙等物质。其中铁的含量又在众多水果中名列前茅，因而食用桃子可以防治缺铁性贫血。多吃桃也能预防便秘。这是因为桃当中有丰富的果胶，能有效促进身体消化系统循环。

在中医理论中，桃子味道酸甜，性温和，能够保持气血通畅，调节内分泌系统，生津止咳。《神农本草经》记载：桃核仁味苦、平。主瘀血血闭，症瘕邪气，杀小虫。

没成熟的桃子经过果实干燥加工后就是碧桃干，味道有点苦，药性温和，能够止血、收汗。身体阴虚爱出冷汗的以及有咳血病症的人们，可以将十五克左右的碧桃干用水加热一起服用，会收到很好的疗效。

桃子虽然味美，但是食用也是要讲究方法的：一是没有成熟的桃子不要食用，不然会引起腹胀或生疖痈；二是即使已经成熟的桃子，也不要一次吃得太多，否则会让人生热上火；三是烂桃坚决不要食用；四是桃子忌与甲鱼同食；五是糖尿病患者在血糖过高的时候，应该少吃桃子。

桃子银耳枸杞汤

原料：桃子、枸杞、银耳、蜂蜜

做法：

1. 将桃子洗净，去核切块。

2. 将银耳、枸杞泡好。

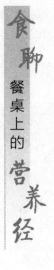

3. 锅中加水烧开，加入桃块、银耳、枸杞。

4. 小火煮半小时，关火调入蜂蜜即可。

功效：酸甜可口，补血养颜。

>>> 你可能不知道

桃子虽然汁多爽口，十分受人们欢迎，但是毛多皮软，并不易于清洗，下面是三种清洗桃子的方法。

方法一：先把桃子用水沾湿，再拿一勺食用盐细细地涂抹桃子全身，用手多搓几下，放入水中浸泡一会儿，然后用清水冲洗即可。

方法二：拿干净的刷子将桃子表面的毛蹭几遍，然后浸入盐水中清洗。

方法三：把桃用碱水浸泡一会儿，不须搓洗，桃毛自然脱落。

李子——生津润喉

>>> 为什么要吃

李李子含有果酸、氨基酸、糖、维生素等营养物质，它的营养价值也很高。新鲜的李子吃起来十分美味，把它做成蜜饯、李子干和罐头更具有风味。

李子能够解渴消暑，还能提神，是出门旅行和高温工作环境下的必备良品。李子的保健作用也是很出众的，李子能排毒养肝，祛湿热，生津润喉，利尿通便。

>>> 到底怎么吃

在民间一直有这样的说法："好吃不过李子"。李子的香味浓郁，口感香甜细腻。李子最简单的一种吃法就是洗干净直接食用。另外，李子还具有药效，可入药。

李子蛋糕

原料：李子、鸡蛋、低粉、泡打粉、杏仁、糖、黄油、香草精、盐

做法：

1. 将李子洗净，切成几瓣。

2. 锅中加水加糖，煮沸后放入李子瓣，水开后捞出。

3. 将烤盘抹黄油撒上面粉，放冰箱冷藏备用。

4. 将杏仁、糖放入搅拌器中打碎，再加低粉、泡打粉、盐、黄油搅匀，倒入碗中。

5. 烤箱180度预热。另取一碗，打入鸡蛋、香草精和黄油面糊搅匀，倒入刚刚准备好的烤盘中，抹平表面，将煮好的李子沥干，铺在黄油面糊上。

6. 将烤盘放入烤箱，烤3刻钟即可。

>>> 千万要注意

李子含有大量果酸，过量食用伤脾胃，易引胃痛，胃溃疡等胃部不适，急慢性胃肠炎患者不宜食用。

杏——保护视力

>>> 为什么要吃

在所有水果当中，杏所含的β胡萝卜素是相当高的。β胡萝卜素是一种在人体内能够转换成维生素A的物质，它能保护视力，对皮肤和骨骼的发育也很有帮助。

杏仁味苦，对于咳喘、便秘有很好的缓解作用，不仅如此，杏仁里还含有能够降低人体内胆固醇的维生素C和多酚类物质，并且这两种物质还能够有效预防心脏病和很多慢性病，降低发病风险。杏仁也是可以美

容的，因为它当中还含有丰富的维生素E，能让皮肤微循环得到调善，使之红润有光泽。

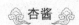

>>> 到底怎么吃

杏的吃法很多，可以洗干净直接食用，可以晒干之后做成杏干食用。除此之外，杏仁的营养价值也非常高，杏仁可以作为菜肴的辅料，或者是榨成杏仁汁、杏仁油等。

杏酱

原料：杏、冰糖、柠檬

做法：

1. 将杏洗净，擦干水分，去核切成小块。
2. 柠檬榨汁备用。
3. 将杏块放入锅中，加冰糖拌匀，小火熬煮。
4. 待汁水粘稠，倒入柠檬汁再煮片刻，装入玻璃罐密封，冷藏即可。

糯米杏仁露

原料：杏仁、生糯米、白糖

做法：

1. 将杏仁和糯米洗净后浸泡6到8小时。
2. 将泡好的杏仁和糯米放入搅拌机打成浆。
3. 筛出杏仁浆中的渣子。
4. 将杏仁浆倒入锅中，加糖，小火搅拌熬煮，粘稠成糊后盛出即可。

功效：去燥润肺、美白养颜。

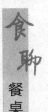

樱桃——调养气血

樱桃又有"美容果"之称，长期食用樱桃能更好地保养皮肤，这不仅仅是因为樱桃含有丰富的维生素和水分，更是因为它所含的铁元素是各类水果当中最多的，具有强大的补血功效。就每一百克果肉当中铁元素的含量来说，草莓只有它的六分之一，枣是它的十分之一，山楂是它的十三分之一，苹果是它的二十分之一。

中医认为新鲜的樱桃能够发汗、祛风、补气、防治麻疹，对四肢麻木和风湿性腰腿病有一事实上疗效。

我们在选择樱桃的时候，应该选择带有果蒂、色泽光艳、表皮饱满的，如果吃不完，最好把其保存在零下1℃的冷藏条件下。

樱桃属于浆果类水果，是非常容易损坏的，一定要轻拿轻放。

过多食用樱桃可能中毒

美味的樱桃不仅含有较多的铁元素，果实当中也会有一些氰甙，摄入量超标则会引起铁中毒，抑或是氰化物中毒，若是吃了大量的樱桃而导致身体不舒服，可以服用甘蔗汁帮助解毒。

如患溃疡、上火，勿沾此物，另患有糖尿病者忌食。

第六章 水果干果类食物，美味滋补可兼得

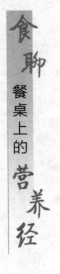

大枣——补血养颜

1. 大枣能够有效地预防心血管疾病，因为它含有人体新陈代谢的必需物质环磷酸腺苷。环磷酸腺苷能够帮助人们消除疲劳、增加心肌的收缩力、加强心肌营养，还能扩张血管，增强肌力。

2. 大枣能健胃、养血、理气、安神、保养身体，是气血不足、易困倦失眠者上佳的营养保健品。

俗话说，"一日吃三枣，一辈子不显老"。红枣最为明显的特点就是维生素含量高。中医认为，枣能补中益气、养血生津。红枣的健康吃法主要有以下四种：

1. 红枣泡水，养肝排毒

实验发现，红枣水能够有效增加人体的血清蛋白，从而达到保肝排毒的功效。

2. 红枣熬汤，止咳润肺

唐代孟诜所著《必效方》中记载，将红枣、银耳和冰糖一起煮汤，具有止咳润肺的功效。

3. 红枣煮蛋，补血养颜

红枣、桂圆加红糖一起煮，等到枣烂桂圆绵的时候，打只鸡蛋，继续用小火焐熟鸡蛋。红枣、桂圆和红糖都具有补血功效，煮出的鸡蛋自然非常滋补。

4. 红枣泡酒，血管通畅

在浸泡过程中，红枣中的营养物质溶入酒中，酒中保留了红枣补中益气、养血安神的特性，而酒本身具有通畅血管之效，二者搭配，作用显著。

红枣桂圆汤

原料：大枣、桂圆干、红豆

做法：

1. 将红豆洗净，浸泡2小时备用。

2. 将大枣洗净，桂圆干去壳。

3. 锅中加水，放入大枣和泡好的红豆煮开。

4. 加入桂圆，再次煮开后，转小火煮1小时左右。

功效：益气补血、安神排毒。

第七章
常吃菌类，补充营养又长寿

木耳——活血抗栓

每100克黑木耳当中含有大量的水分、蛋白质、脂肪、碳水化合物、粗纤维等等，以及其他一些微量元素，比如胡萝卜素、硫胺素、核黄素、钙、钾等。

黑木耳的神奇还在于它的提取物，黑木耳的提取物可以有效提高巨噬细胞的活性，从而增强吞噬细胞的功能，而这对于食道癌、肝癌、子宫癌能够起到很好的预防效果。

黑木耳的胶体具有超强的吸附能力，可以迅速消化纤维，从而起到清洁肠胃的作用，非常适合做纺织、理发等行业的人员食用。

黑木耳能够活血，保持人体的血液不黏稠，除此之外，还具有滋润、强身、通便的神奇功效。

在烹饪黑木耳的时候，如果方法不对，那么它的营养就会大面积流失。

在木耳当中的木耳多糖能够起到降血脂、降血糖、抗血栓等作用，还可以抵抗辐射、抵抗溃疡。

但是，木耳多糖对于温度是非常敏感的，如果我们烹饪的时间稍微过长，它就会遭到破坏。因此，想要保留住木耳里面的全部营养，最好的办法就是生拌。可以先把木耳直接用冷水泡一段时间，之后再撒上调料，凉拌出美味的木耳就可以食用了。

需要注意的是，泡木耳时间不要太久，否则可能导致木耳当中水溶性营养素在水中流失，而且，木耳不是泡完之后就可以了，还需要进行多次清洗。

如果有的人对于生吃木耳没有办法接受，那么还可以把木耳泡发好之后，用开水焯一下，这样吃起来就不会那么硬脆了。

凉拌木耳

原料：干木耳、草菇、辣椒、葱、醋、生抽、盐、味精

做法：

1. 将木耳洗净，冷水泡发。
2. 将泡好的木耳倒入锅中焯一下，捞出沥干，装盘备用。
3. 将草菇洗净切片，倒入锅中焯一下，捞出沥干。
4. 将葱和辣椒切段。
5. 锅中添油加热，辣椒丝和葱丝放入爆香。
6. 放入草菇，加适量生抽和味精，翻炒均匀，盛出淋在木耳上。
7. 木耳中拌入盐、辣椒油、醋。

>>> 你可能不知道

如何挑选黑木耳

1. 看颜色。优质的黑木耳所呈现出来的是乌黑色，而且色泽均匀；但是掺假的黑木耳一般看起来是黑灰色，并且上面还会伴有白色的附着

物。

2．看外形。优质的黑木耳一般会呈现卷曲紧缩的状态，叶薄，而且还没有完整的轮廓；但是掺假的黑木耳的形态是膨胀的，而且肥厚，少卷曲，边缘看起来比较完整。

3．看质地。优质的黑木耳坚挺有韧劲，非常不容易捏碎；而掺假的黑木耳很脆，非常容易破碎，用手轻轻掰开，木耳就会碎断脱落。

4．尝味道。优质的黑木耳放入口中咀嚼的时候，往往就会有一种非常浑厚的鲜味；可是，如果有咸味、甜味以及涩味，有可能是添加了对人体有害物质的木耳。

5．用手摸。优质的黑木耳摸起来是非常干燥的，而且分量很轻，但是掺假的黑木耳摸起来会有一种潮乎乎的感觉，由于水分多，所以分量相对较重。

6．水浸泡。优质的黑木耳我们用水浸泡之后，会呈现大而亮的形态，而且具有光泽和弹性；但是，掺假的黑木耳弹性也非常差。

香菇——降压降脂

>>> 为什么要吃

香菇又叫做香菌、香蕈、花菇等。

香菇可以有效提高机体的免疫能力，不仅如此，还具有补肝肾、健脾胃、益智安神、美容养颜等功效。

香菇具有高蛋白、低脂肪，而且还含有很多的糖和多种氨基酸，包括多种维生素等。

营养学家对香菇进行了一系列的研究，发现香菇具有下面几种营养价值：

1．在香菇里面，含有非常丰富的嘌呤、胆碱、酪氨酸、氧化酶以及其他一些核酸物质，这些都可以起到降低胆固醇、降低血压的作用。

2．香菇里面还有一种很稀有的物质麦甾醇，而且，麦甾醇经过太阳光的紫外线照射之后，就会转化成为维生素D，从而促进人体内的钙质吸收，也就达到了增强人体抵抗力的作用。

3．香菇当中还含有蘑菇核糖核酸，人体在受到它的刺激之后，能够产生很多干扰素，而干扰素是消灭我们体内病毒的重要杀手，对于预防感冒等疾病是能够起到一定的帮助作用的。

4．香菇当中还含有大量的维生素B，以及葡萄糖辛酸，这些元素都能够起到加强人体抗癌、抑制肿瘤细胞生长的作用。所以，对于癌症患者而言，在治疗期间，可以经常食用一些香菇，这对于病情的控制是有很大好处的。

5．香菇当中还含有丰富的钙、磷、铁、钾等多种矿物质。而这些对于血清胆固醇偏高，或者是血脂偏高，肝脏功能不好的人来说，有比较好的保健效果。

6．香菇里面还含有两种物质：一种叫做含香覃太生，另外一种叫做丁酸，它们能够有效降低血脂。不仅如此，香菇所含有的腺嘌呤，对于肝硬化能够起到预防作用。

>>> 到底怎么吃

香菇通常可炒熟和做汤食用。如果是干香菇，则需要先进行泡发。在泡发香菇的时候，可先用水将其表面的尘土冲掉，之后再放入适量的温水中浸泡约一小时，再用手指朝着一个方向搅动或将香菇蒂部朝下在水中抖动，从而让当中的泥沙沉入碗底。

有人为了让香菇尽快泡发，使用开水浸泡或者在水中加糖，这样的做法都是不对的，这样会让香菇当中的水溶性成分，比如多糖、氨基酸等大量溶解于水中，实际上是破坏了香菇的营养。

❀ 香菇炖鸡 ❀

原料：鸡、香菇、盐、蚝油、大料、姜、水淀粉

做法：

1．在锅中加入水，放入鸡一起烧开，撇去汤中的血沫。

2. 在香菇顶切成十字刀，去除根，洗干净之后放入锅内，加入大料、蚝油。盖上盖子，小火炖。

3. 40分钟后，加盐和香菇再炖10分钟出锅装盘。

4. 鸡汤再次煮开，加枸杞、盐、蚝油、淀粉勾芡，淋在盘中即可。

香菇油菜烧豆腐

原料：豆腐，香菇，油菜、葱、蚝油、盐、鸡精、淀粉

做法：

1. 将豆腐切成块状，并且放入盐水当中浸泡大约15分钟。

2. 把香菇清洗干净，用刀在香菇表面画出十字刀型，便于入味，之后放入热水中焯半分钟；把油菜洗干净。

3. 锅内放油，油温七成热时放入豆腐炸制，等到豆腐表面金黄，表皮变硬的时候捞出来备用。

4. 再一次起锅，锅内入油，放入葱花爆香，再放入香菇、豆腐、油菜进行翻炒，并且加入蚝油、盐、鸡精调味。

5. 加清水，焖烧2分钟，加淀粉勾芡，出锅。

香菇青菜汤

原料：香菇、青菜、虾皮、盐、胡椒粉

做法：

1. 先泡好虾皮，香菇洗净之后切薄片，青菜洗干净备用。

2. 锅中放油，香菇片倒入锅中进行翻炒。

3. 倒入适量的水，加入青菜和虾皮翻炒。

4. 出锅之前放入胡椒粉等调味料翻炒均匀。

香菇饭

材料：大米、香菇、黑木耳、盐、鸡精、黑胡椒

做法：

1. 先把香菇和黑木耳用水泡发。

2. 把大米淘净，放入电饭煲里煮。

3. 把香菇切成小块，把黑木耳切成细末。

4. 锅中入油，将香菇和黑木耳放一起炒熟，放入盐、鸡精。

5. 米饭煮熟之后，将炒好的香菇和黑木耳倒入饭中，再加入适量的盐和黑胡椒粉，搅拌均匀。

6. 盖上盖，将米饭和菜焖5分钟即可。

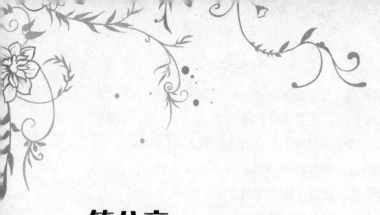

第八章
科学食用水产类，身体才能保安康

鲫鱼——健脾止咳

鲫鱼，又称为鲫瓜子，肉质鲜美细嫩，味道可口。鲫鱼所包含的营养元素非常全面，而且鲫鱼肉当中糖分多，脂肪少，所以不仅口感鲜嫩，而且还不肥腻，甚至我们仔细品尝还会有一点甜甜的味道。

经常食用鲫鱼，可以全面补充各种营养，增强人体抵抗能力。不仅在每100克的鲫鱼肉当中，含有蛋白质13克、脂肪11克，除此之外，还含有大量的钙、磷、铁等矿物质和微量元素。临床医学实践证明，鲫鱼肉具有防治动脉硬化以及高血压、冠心病的作用。

在中医看来，鲫鱼具有极高的药用价值，由于鲫鱼性味甘、平、温，因此入胃、肾，所以鲫鱼就具有了和中补虚、除湿利水、补虚羸、温胃进食、补中生气的功效，尤其是用活鲫鱼氽汤，在通乳方面具有奇效。

由于鲫鱼肉嫩味鲜，所以我们吃鲫鱼的方式很多，比如做粥、熬汤、炒菜、各种鲫鱼小吃等，还可以把个头小的鲫鱼炸成酥鱼食用，但是从营养上面来说，最为合适的还是用鲫鱼做汤，因为鲫鱼汤不仅味道鲜美，而且营养价值还非常丰富，特别适合中老年人，以及大病之后身体虚弱的人，孕妇也可以经常喝鲫鱼汤。

在现实生活中，一些老人总是喜欢给产后的妇女炖食鲫鱼汤，因为鲫鱼汤不仅可以补虚，甚至还能够起到通乳催奶的作用。

特别是对于那些先天不足，后天失调，以及做完了手术之后、大病初愈，身体虚弱的人，更需要经常食用一些鲫鱼汤。从而有效补充身体的营养，增强抵抗能力。

不单单是鲫鱼肉的营养价值很高，鲫鱼子和鲫鱼脑也有着很高的价值，鲫鱼子可以起到补肝养目的作用，而鲫鱼脑则具有健脑益智的作用。

在现实操作中，很多人在鲫鱼下锅之前，总是忘不了刮鳞抠鳃、剖腹去脏，但是却很少有人会去掉鲫鱼的咽喉齿，而它则是位于鳃后的咽喉部的牙齿。不去掉咽喉齿，做出来的鲫鱼，特别是在选择清炖、红烧的时候，汤汁的味道就不够鲜美，而且还带有比较重的泥土味道。所以，鲫鱼下锅之前，别忘了去掉咽喉齿。

草鱼——促进血液循环

>>> 为什么要吃

草鱼味甘、性温、无毒，入肝、胃经；具有暖胃和中、平降肝阳、祛风治痹、益肠明眼的功效；草鱼主要用来治疗虚劳、头痛、高血压、久疟等。

草鱼的肉质肥嫩，味道鲜美，而且还含有丰富的营养元素，在每一百克草鱼肉当中，含有蛋白质15.5～26.6克，脂肪1.4～8.9克，热量83～187千卡，以及其他一些钙、铁、磷等微量元素。

草鱼当中含有丰富的不饱和脂肪酸，而这对于血液的循环是非常有

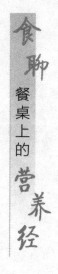

帮助的，也是心血管病人应该多吃的食物。

草鱼中还含有丰富的硒元素，经常食用能够起到美容养颜、抵抗衰老的功效，除此之外，硒元素对于各种肿瘤也具有一定的预防作用。

>>> 到底怎么吃

草鱼背部的颜色为黑褐色、鳞片边缘为深褐色，胸、腹鳍为灰黄色，侧线平直，肉白嫩，骨刺少，非常适合切花刀做菊花鱼等造型菜。

在食用草鱼的时候需要注意以下几点：

1. 烹调的时候不用放味精，味道就已经非常鲜美了；

2. 草鱼的鱼胆有毒不能吃；

3. 草鱼要新鲜，煮的时候火候不能太大，以免把鱼肉煮散；

4. 草鱼与豆腐同食，具有补中调胃、利水消肿的功效，对于心肌及儿童骨骼生长特殊作用，可以作为冠心病、血脂较高、小儿发育不良、水肿、肺结核、产后乳少等患者的食疗菜肴；

5. 草鱼与蛋、胡椒粉同蒸，能够益眼明目，非常适合老年人温补健身。

回锅鱼

原料：草鱼、豆豉、甜酱、酱油、料酒、味精、鸡蛋、豆粉、青蒜、盐、食用油、糖

做法：

1. 豆豉剁细备用，把青蒜切成段。

2. 把草鱼洗净，去刺取肉，刀切成厚片，加入料酒、盐。

3. 把鸡蛋和豆粉调成蛋豆粉。

4. 锅内放油，七成热时把裹上蛋豆粉的鱼肉片放入油中炸，变色之后捞出，锅内留下少量的油，之后加入豆豉、甜酱、糖、味精，炒香。

5. 炸后的鱼肉片放入炒，炒至上色，再加入青蒜，酱油，起锅装盘即可。

注意：在炸草鱼的时候，油温切忌过高，不然肉质会变老；当然，油温也不能太低，不然不易成形。

珊瑚鱼丁

原料：净草鱼肉、海蜇头、精盐、味精、绍酒、白糖、葱段、鸡蛋、淀粉、熟猪油

做法：

1. 先把海蜇头除去杂质，洗净后切成小块。

2. 把草鱼肉切成小丁，加绍酒、精盐和鸡蛋清搅拌，再加入淀粉进行搅拌。

3. 把绍酒、盐、白糖、味精、水、淀粉放在一起，调成芡汁。

4. 锅中添水大火烧沸，放入海蜇头焯一下。

5. 起锅入油，滑入鱼丁，鱼肉泛白时捞出沥油。

6. 炒锅留少许底油，回置火上，投入葱段爆香，之后调芡汁，再迅速放入海蜇头块、鱼丁一起煸炒，最后淋上香油即可。

醋椒鱼

原料：草鱼、料酒、味精、盐、葱丝、姜汁、胡椒粉、白醋、猪油、香菜、高汤

做法：

1. 先把活鱼宰杀，去掉鳞、鳃以及内脏，把鱼洗干净，在鱼身上切柳叶刀。

2. 用开水将鱼氽一下，去净里面的血水。

3. 在锅内放入猪油、高汤、料酒、姜汁、盐，烧开之后再放入鱼，煮大约5分钟，之后放入味精、白醋、胡椒粉，把鱼先捞出来放入汤碗中，在里面放入葱丝、香菜。

4. 把鱼汤过滤，去掉小鱼刺之类的杂质，倒入汤碗即可。

带鱼——护心健脑

带鱼肉肥刺少，味道鲜美，非常适合小孩和害怕鱼刺的人食用。

带鱼含有磷、钙、铁、镁以及多种维生素，尤其是带鱼表层的银脂，里面含有大量的不饱和脂肪酸，能够起到降低胆固醇、增强皮肤表面细胞活力的作用。

不仅如此，带鱼当中所含的DHA和EPA都很高。DHA是大脑所不可缺少的营养物质，对于提高记忆力和思考能力非常重要。

带鱼身体里面就含有丰富的镁元素，镁元素，能够对心血管系统起到很好的保护作用，对于预防高血压、心肌梗死等心血管疾病具有特殊的疗效。

中医认为，带鱼味甘性温，具有暖胃补虚、滋补五脏的功能。非常适合体质虚弱的人食用，而那些脾胃虚弱、消化不良、皮肤干燥的人，也可以经常食用。

带鱼鳞膜的秘密

在带鱼的身上，它的鱼鳞早就退化成了一层银色的鳞膜，我们很多人在食用带鱼的时候，总是习惯将带鱼外表的这层银膜刮干净。

其实，这样操作不仅很麻烦，而且还会损失大量的营养物质。带鱼的鳞其实具有很高的营养价值和药用价值。由于带鱼属于高脂肪鱼类，而带鱼的脂肪主要存在于带鱼的皮下和已经退化了的鳞膜当中，尤其是带鱼这层银白色的物质，它当中含有的脂肪含量占据了带鱼身上所有脂肪的20%～25%。脂肪里面有很多的卵磷脂，这一物质对于细胞的成长发育和增强记忆力都是非常有帮助的。

除此之外，带鱼的鳞膜中还含有蛋白质以及无机盐，而这两种物质在经过酸化之后，就会生成一种抗癌物质，而这一物质对于急性白血病和其他癌症能够起到积极的疗效。

香肥带鱼

原料：带鱼、牛奶、熟芝麻、料酒、盐、胡椒粉、番茄酱、淀粉、植物油、香油

做法：

1. 把带鱼洗干净，切成段；将料酒、盐、胡椒粉搅拌均匀，将带鱼段放入拌好的汤汁腌渍10分钟左右，再滚上干淀粉。
2. 锅中放油，油烧热之后放入鱼块，炸到金黄色的时候捞出。
3. 在锅内留下一些油，再一次烧热，放入水，倒入牛奶，等到汤汁开过之后放入适量的盐。
4. 用湿淀粉勾芡，再使用大火烧滚，用锅铲不停搅动，淋香油，撒上芝麻。

功效：带鱼具有暖胃、补虚，润肤的功效，适合体质虚弱的产。

油炸带鱼

原料：带鱼、面粉、鸡蛋、葱、姜、盐、料酒
做法：

1. 先把带鱼的内脏清洗干净，去掉头和尾巴，切成段。
2. 碗里倒入少许的料酒，把葱切成段，放入生姜和盐，搅拌均匀。
3. 把面粉、鸡蛋、水和适量的盐放在一起调成汁，在带鱼的表面裹上一层，入锅油炸，炸至金黄色出锅即可。

功效：带鱼表面被裹上了一层面糊，能够让带鱼在油炸的过程中蛋白质不被破坏，保存自身的营养价值不遭到流失。

>>> 千万要注意

由于脂肪在空气当中是非常容易被氧化的，而且，氧化之后的脂类在鱼体表面就会产生一种黄色的物质，并且这种物质随着氧化程度的不断加强，还会变得越来越多，也就会让带鱼失去原有的色泽，从而也就呈现出了黄色。其实黄色的带鱼就是变质的带鱼，千万不要购买。

需要提醒大家的是，如果发现带鱼表面已经是黄色，或者是出现了比较重的黄斑，则这时的带鱼其实已经变质了，就不要再食用了，不然会导致食物中毒。

虾——补充钙和蛋白质

>>> 为什么要吃

虾含有丰富的蛋白质、钙、磷、铁等多种矿物质。而且虾肉的纤维和其他肉相比更加细腻，水分也很多，所以，口感更加细嫩，也更容易消化吸收，非常适合老人和孩子食用。

现如今，虾的品种也非常多，我们经常食用的海虾主要有：对虾、明虾、龙虾等；而河虾主要有青虾、河虾、草虾、小龙虾等。

海虾含有丰富的矿物质，在其所含有的矿物质当中，钙、磷、铁、碘都要比河虾高，并且所受到的污染较小。

>>> 到底怎么吃

海虾的矿物质含量丰富，比如钙、磷、铁、碘都要比河虾高，而且受到的染较小。而在海虾当中，要属大龙虾为名贵。鲜活的海虾吃法有很多种，白灼最能保住营养。虽然说河虾的个头比较小，但是蛋白质含量毫不逊色于海虾，钙质含量还更高。由于钙含量最高的部分是虾皮，小河虾带皮吃就成为了补钙的佳品。

蒜茸开边虾

原料：虾、蒜茸、青红椒、盐、味精、香油

做法：

1. 先去掉虾头和壳，只留下虾尾，摆入盘中。

2. 将蒜茸、青红椒粒、盐、味精、香油等搅拌均匀，然后抹在虾的身上。

3. 端盘放入笼蒸里面5分钟取出，再浇上热油，撒上香菜即可。

河虾小炒

原料：河虾、葱姜蒜末、料酒蒜苗、盐、胡椒粉、味精、香油

做法：

1. 先将河虾洗净，在油锅热了之后放入锅中煸炒变色。

2. 再加入葱姜蒜末煸炒出香味，并且倒入料酒，放入蒜苗、盐、胡椒粉、味精、香油，翻炒一下即可。

在吃小河虾的时候，一定要带皮一起吃，小河虾的外壳薄软，所以带着皮一起吃补钙效果非常好。

很多人觉得小河虾个头小，认为营养价值不如大龙虾，其实这种观点是错误的，虽然小河虾的个头比较小，但是它含有的蛋白质绝对不亚于海虾，甚至所含钙的含量比其他虾类还要高。而小河虾含钙这么高，主要部分还是虾皮，所以说，小河虾的虾皮是补钙的佳品。

>>> 千万要注意

孕妇吃虾注意事项

有的人担心孕妇是否能够吃虾，如果孕妇对于虾没有什么过敏的反应，是完全可以正常食用的。如果孕妇对虾等海鲜产品有过敏的情况，那么就不要吃虾了。

当孕妇正在上火的时候也不要食虾，由于虾属于动风发物，因此，

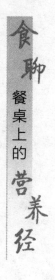

患有皮肤疥癣者也不宜食用。

在虾的背面，有条虾线的，而这些其实是虾没有排泄干净的废弃物，吃到嘴里，就会有一种泥腥味，很影响食欲，所以吃虾的时候应该去掉。

虾千万不要和水果一起吃。因为虾里面含有比较丰富的蛋白质和钙等营养物质，如果我们把它们与含有鞣酸的水果，例如葡萄、山楂、石榴、柿子等一起食用，不仅会降低蛋白质的营养含量，甚至鞣酸和钙酸结合所形成的鞣酸钙会对胃肠造成极大的刺激，引起身体不适，严重的时候会出现恶心、呕吐、头晕，以及腹痛、腹泻等症状。食用水果一定要和海鲜间隔2个小时以上。

孕妇由于情况特殊，因此身体需要大量的蛋白质，而虾当中就含有非常丰富的蛋白质，再加上虾的肉质松软，孕妇也非常容易消化。

而从怀孕的第四个月开始，这个时候孩子就要开始发育骨骼了，对于孕妇而言，也就要开始注意补钙。前面提到了，虾当中含有很高的钙，所以孕妇此时可以多吃一些虾，从而有效促进孩子骨骼的生长和发育。

虾虽然是非常好吃的美味，但是我们也要注意安全和卫生。

首先，海鲜类产品非常不容易保存，即使是放入冰箱里面，也只能够保存一天。如果发现颜色发红、壳肉变软，最好不要食用。

其次，不要生吃虾。因为虾的体内可能会出现耐低温的细菌、寄生虫，即使我们用蘸醋、芥末，也没有办法完全杀死它们，所以，吃虾的时候一定要在熟透之后食用。

最后，对于患有过敏性疾病的患者，最好不要吃虾。

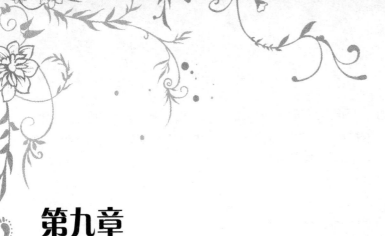

第九章
健康饮食有技巧，会吃调料美味来

葱——解毒，发汗

>>> 为什么要吃

葱里面含有一种特殊的挥发油，而在挥发油里面含有一种叫做葱辣素的物质，这种物质具有非常强的杀菌作用，可以有效预防春夏季节的呼吸道染病，伤风感冒等病症。

据测算，在每100克葱当中，含有水分90克，蛋白质2.5克，脂肪0.3克，碳水化合物5.4克，还含有包括钙、磷、铁在内的多种矿物质和维生素。不仅如此，葱里面还含有原果胶、水溶性果胶、硫胺素、核黄素、尼克酸和大蒜素等多种成分。葱的功效如下：

1. 解热祛痰：葱当中所含有的挥发油等成分，能够刺激我们身体的汗腺，从而达到发汗散热的作用，而且，葱油还能够刺激上呼吸道，也能够让粘痰更容易咯出。

2. 助消化、促吸收：葱还具有刺激机体消化液分泌的作用，多吃可以健脾开胃，增强食欲。

3. 抗菌杀毒：葱内含有一种大蒜素，这种物质具有明显的抵御细菌，抵抗病毒的作用，尤其是对于痢疾杆菌和皮肤真菌，具有非常强的

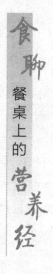

抑制作用。

4. 防癌抗癌：葱所含有的果胶，可以有效地减少结肠癌的发生，具有抗癌的作用，不仅如此，除了果胶之外，葱内的蒜辣素也能够抑制癌细胞的生长。

>>> 到底怎么吃

葱是我们在做菜的时候最常用的一种调味作料，想要用得恰到好处，是非常不容易的，所以，以葱调味，一定要视菜肴的具体情况、葱的品种来合理用葱。

1. 根据葱的特点使用葱

一般家庭当中常用的葱有大葱、青葱，辛辣味比较重，在菜肴当中应用也是很广的，不仅可以作辅料，而且还是非常好的调味品。

把其加工成为丝、末，可以作为凉菜的调料，一方面可以增鲜，另一方面还能够起到杀菌、消毒的作用；如果加工成段或其他形状，经油炸后与主料同烹，葱香味与主料鲜味融为一体，更是非常可口，比如"大葱扒鸡"、"葱扒海参"等菜肴都是使用大葱调味。

青葱经过煸炒之后，香味更浓，是烹制水产、动物内脏不可缺少的调味品。也可以把其加工成丁、段、片、丝与主料同烹，或拧成结与主料同炖，在出锅的时候，弃葱取其葱香味。

较嫩的青葱，称为香葱，经沸油氽炸，香味扑鼻，色泽青翠，一般用于凉拌菜或者是加工成形撒拌在成菜上，比如"葱拌豆腐"、"葱油仔鸡"等。

2. 根据主料的菜式使用葱

葱加工的形状应该与菜肴的主料保持一致，通常还要稍微小于主料，当然，这也是需要根据原料的烹调方法而灵活运用。比如"红烧鱼"、"干烧鱼"、"清蒸鱼"、"氽鱼丸"、"烧鱼汤"等，虽然都属于鱼类的菜肴，但是由于烹调的方法不一样，对于葱加工形状的要求也不尽相同。

"红烧鱼"要求将葱切段与鱼同烧；"干烧鱼"要求将葱切末和配料保持一致；"清蒸鱼"只要求把整葱摆在鱼上，待鱼熟拣去葱，只取葱香味即可；"汆鱼丸"则要求把葱浸泡在水中，只取葱汁使用，这样才不至于影响到鱼丸的色泽；"烧鱼汤"要求把葱切段，油炸之后与鱼同炖。

3．根据原料的需要使用葱

水产、家禽、家畜的内脏和蛋类等原料本身的腥、膻异味比较大，烹制时，葱就成为了必不可少的调料。

豆类制品和根茎类原料，主要是用葱调味，这样也可以去除豆腥味、土气味。

而单一的绿色蔬菜本身含有自然芳香味，在烹饪的时候就不一定非要用葱了。

总而言之，菜肴用葱有很多学问，在使用的时候，一定要注意用量适当，主次分明，不要"喧宾夺主"而影响本味。

❀ 葱枣汤 ❀

原料：大枣，葱白

做法：

1. 将红枣洗净，用水泡发，放入锅内，加入适量的水。
2. 用文火烧沸，时间大约20分钟，之后放入洗净的葱白，继续用文火煎10分钟即可。

功效：此汤具有补益脾胃、散寒通阳的功效，可以起到辅助治疗心气虚弱、胸中烦闷、失眠多梦、健忘症等疾病。

❀ 葱炖猪蹄 ❀

原料：葱，猪蹄，食盐

做法：

1. 先将猪蹄的毛拔掉，洗干净，并用刀在猪蹄上划口。
2. 葱切段，与猪蹄一同放入砂锅中，加入适量的水和食盐。
3. 先使用武火烧沸，之后再用文火炖熬，直到熟烂为止。

功效：此菜肴具有补血消肿、通乳的功效，非常适合血虚体弱、四肢疼痛、形体浮肿、疮疡肿痛、孕妇生产之后乳汁少的人服用。

葱白粥

原料：葱白，粳米，白糖

做法：先煮粳米，把粳米煮熟之后，再把切成段的葱和白糖放入，熬熟即成。

功效：具有解表散寒、和胃补中的功效。非常适合风寒感冒、头痛鼻塞、体热无汗、面目浮肿以及消化不良的人。

>>> 千万要注意

吃葱的禁忌

1. 小葱拌豆腐：葱当中含有草酸，与豆腐相接触，很容易形成草酸钙，而草酸钙阻碍人体对于钙质的吸收，其实，不光是豆腐，葱也不能够和其他含钙量比较高的食物一起食用，这样不利于钙的吸收。

2. 葱炖狗肉、公鸡肉：这种吃法极其容易上火，对于平时动不动就上火的人，不要选择这种吃法，还有就是鼻炎患者，在食用这道菜可能会导致病情的加重。

3. 吃葱喝蜂蜜：由于葱有一定的味道，很多人喜欢吃完葱之后喝蜂蜜水，但是，蜂蜜当中的各种酶类会与葱所含有的某些物质发生反应，产生对人体有害的物质，特别容易出现腹泻，胃肠道不适的症状。

哪些人不宜吃葱

1. 体表虚弱、多汗的人不宜吃葱。

2. 通常情况下，一般人都可以食用葱，但是患有胃肠道疾病，尤其是出现溃疡病的患者不宜吃葱。

3. 葱对于人体的汗腺刺激很明显，有腋臭的人在夏天最好不要食用。

姜——驱寒，杀菌

>>> 为什么要吃

在古代，姜就成为了祖国医学当中的一味良药。明代的药物学家李时珍曾经说，姜"可蔬，可和，可果，可药，其利博矣。凡早行、山行，宜含一块，不犯雾露清湿之气，及山风不正之邪"。

姜味辛，性微温，具有发表散寒、温中止呕、去痰止咳，以及和胃、抗衰、解毒、抑菌、止痢、止泻、抗癌等多种功效。

姜本身含有挥发油，它的主要成分是姜醇、姜酮、姜酚、姜烯、水芹烯、柠檬醛、芬香醇等，甚至还包括辣味成分的姜辣素，以及其他多种矿物质和维生素。

生姜可以增强血液的循环，刺激胃液分泌，从而让肠管处于兴奋状态，促进消化。

在烹制美味菜肴的时候，如果能够放上几片生姜，那么生姜里面的姜辣素就会刺激舌头上面的味觉神经，甚至还可以刺激到胃粘膜上面的感受器，而这一神经反射则会促使胃肠道冲血，瞬间增强胃肠的蠕动，从而促进胃肠消化液的分泌，加强人体的消化功能。

除此之外，生姜还能够刺激小肠，让肠粘膜的吸收能力更强，从而也就达到了健脾和胃、促进消化、增进食欲的功效，而这对于补充人体必需的营养和提高身体的抗病能力是非常有帮助的。

食品在夏天，是非常容易被外界病菌污染的，我们食用了被污染的食物，就会出现恶心、呕吐、腹泻等急性胃肠炎的症状，但是，生姜当中的挥发油则可以起到强大的杀菌和解毒的功效。

夏季除了上面的冷制食物之外，由于气温比较高，鱼肉、果菜都是不容易保存的，时间稍微一长，就会变得不新鲜了，可是，如果在炒菜的时候放入一些生姜，那么不仅可以调味，还能够起到解毒的作用。

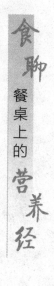

由于生姜的挥发油能够起到促进血液循环的作用，因此，这对于大脑皮层、心脏、延髓的呼吸中枢以及血管运动中枢都具有一定的兴奋作用。

如果我们感觉自己身体受凉的时候，不妨及时喝一些生姜汤，那么就能够提神醒脑，疏风散寒，从而有效预防感冒和腹泻的发生。

但是需要提醒大家的是，生姜辛温，我们一次千万不要过多食用。阴虚内热，肺热咳嗽，上火便秘，以及患痔疮的人，是不应该食用生姜的，以免加重病情。

>>> 到底怎么吃

姜的吃法有很多种，例如：比较常见的有喝姜汤，吃姜粥，炒菜热油的时候放入姜丝、姜末等等。用这样的方法来利用生姜，不仅菜肴的味道鲜美，而且还有助于开脾健胃，提神，增加我们的食欲，提高胃肠对于食物的吸收利用率。

但是，生姜既然是中医里面的一味良药，那么肯定具有一定的药理作用，所以，我们还是应该了解和注意生姜的一些食用禁忌：

1. 生姜不要去皮。很多人在食用生姜的时候总是喜欢削皮，其实这样做不仅不能够发挥生姜的整体功效，还会破坏生姜的营养元素。

2. 凡是属于阴虚火旺、目赤内热者，或者是患有痈肿疮疖、肺炎、肺脓肿、肺结核、胃溃疡、胆囊炎、肾盂肾炎、糖尿病、痔疮者，建议不要长期食用生姜。

3. 生姜红糖水只是适用于风寒感冒，以及因为淋雨着凉所引起的胃寒、发热等症状，不能够治疗暑热感冒和风热感冒。更不能够用生姜红糖水来治疗中暑。

新鲜的姜汁可以有效治疗因为受风寒而引起的呕吐症状，但是对于其他类型的呕吐症状是没有效果的。

4. 腐烂变质的生姜不要食用。很多人发现生姜变质，也不舍得扔，想着生姜只是做作料，所以依旧食用，这可以说是得不偿失，因为变质的生姜会产生一种毒性非常强的物质，可以导致肝细胞变性坏死，诱发肝癌、食道癌等多种严重的疾病。

5．吃生姜要做到适度。上面介绍了生姜的很多强大功能，但是生姜绝对不是食用的越多越好，特别是到了夏季，天气炎热，很容易口干、烦渴、咽痛、汗多，而生姜又属于性辛温的热性食物，如果食用过多，以上症状反而会更加严重，其实，只需要在炒菜或者是做汤的时候放入几片生姜即可。

蒜——天然土霉素

>>> 为什么要吃

1．强力的杀菌功效

大蒜，被人们称之为天然的植物广谱抗菌素，在大蒜当中，含有大量的大蒜素、硫化合物，而这些物质都具有超强的抗菌消炎的功效，对于多种球菌、杆菌、真菌以及某些病毒等能够起到极高的抑制作用，甚至还可以起到杀灭的作用，因此，大蒜也成为了从古至今，人们所发现的天然植物当中杀毒、抗菌作用最明显的植物之一。

通过实验发现，大蒜的杀菌能力相当于青霉素的1/10，而且，对于很多致病菌，例如葡萄球菌、脑膜炎、肺炎、链球菌以及白喉、痢疾、结核杆菌等很多致病菌都具有明显的抑制和杀灭作用。

不仅如此，大蒜的杀菌功效要比我们想象的强大很多，它还可以杀死多种致病真菌和钩虫、蛲虫、滴虫等寄生虫。所以说，生吃大蒜绝对是预防流感和肠道感染疾病最快捷、有效的方法。

但是，大蒜素并不稳定，尤其是在高温情况下非常容易遭到破坏，从而也就失去了自身强大的杀菌作用。

2．有效降低血糖

大蒜可以有效促进体内胰岛素的分泌，增加组织细胞，有利于消化吸收，从而提高人体的葡萄糖耐量，而且还能够快速降低体内的血糖水平，甚至，还能够有效杀死由于感染而诱发糖尿病的各种病菌，也就达到了高效预防和治疗糖尿病的效果。

3. 保护肝功能

大蒜里面还含有一种微量元素——硒，而硒通过参与血液的有氧代谢，可以清除毒素，从而减轻肝脏的解毒负担，具有保护肝脏的作用。

4. 防治肿瘤和癌症

大蒜里面所含有的硫化合物可以促进肠道产生一种酶，我们把这种酶称为蒜臭素，而它则能够有效增强机体的免疫能力，从而阻断脂质过氧化的形成，以及抵抗突变等多种形式，还可以消除肠里的物质出现癌变的危险。

在大蒜内，锗和硒等元素都能够起到抑制肿瘤细胞和癌细胞生长的作用，美国的癌症组织也认为，在全世界所有的植物当中，最具有抗癌潜力的植物就是大蒜。

5. 治疗阳痿，保持旺盛精力

通过研究发现，大蒜在治疗阳痿方面确实能够起到一定的作用。由于大蒜本身是有利于血液循环的，而血液循环的顺畅则是勃起功能非常重要的条件。但是，大蒜到底是如何治疗阳痿的，通过一个什么样的机制，至今仍无法解答。但是，也有一些专家声称，大蒜可以刺激机体产生一氧化氮合酶，而这种酶是男性勃起所必不可少的一种酶。

不仅如此，大蒜还可以刺激雄性激素的分泌，有效改善由于肾气不足而导致的浑身无力等症状，甚至在一定程度上还可以有效促进男性精子的生成，提高精子数量，改善精子质量。

6. 抵抗过敏

我们每天生吃一些大蒜，就能够减轻身体出现的各种过敏反应，特别是对于因为温度变化而引起的过敏症状。我们可以在过敏季节来临之前的一段时间内，通常是前几周，就开始生吃大蒜，相信等到过敏季节来临的时候，一定可以让你舒服度过。

7. 排毒清肠，预防胃肠疾病

上面已经讲到，大蒜能有效抑制和杀死幽门螺杆菌等其他细菌病毒，而这些细菌病毒是造成肠胃疾病的罪魁祸首，除此之外，大蒜还能够刺激胃肠粘膜，不仅增强食欲，还加速消化，有利于胃肠有毒物质的排除。

8. 预防心脑血管方面的疾病

由于大蒜里面所含有的物质能够有效预防心脑血管中的脂肪沉积，加速和诱导组织内部的脂肪代谢，这样一来，等于是明显增加了纤维蛋白溶解的活性，也就降低了胆固醇，抑制血小板的聚集，最终达到了降低血浆浓度的目的。

大蒜还能够增加微动脉的扩张度，可以增加血管的通透性，从而达到抑制血栓形成，以及预防动脉硬化的效果。

>>> 到底怎么吃

大蒜吃法决定防病功效

大蒜生吃的方法正确的是，把整瓣大蒜放入嘴里面嚼碎。可是实际上，有很多人习惯把生大蒜切碎之后，再拌以酱油沾食。

其实，大蒜里面所含有的有效活性成分很不稳定，非常容易因为大蒜本身长时间的放置遭到氧化，或者是因高温（超过摄氏五十六度）发生变化，失去了本来的作用，因此，如果大家真的想通过吃大蒜来保健身体，就必须注意吃大蒜的方法，要把整粒大蒜直接放入口中咬碎吞服。

整个吞进去，不嚼行不行？

因为大蒜里面所含有的硫化合物自身具有非常强的黏膜刺激性，为此很多人总是担心和无法接受那种又辛又辣的味道，所以，总是会像吃药一样，把大蒜整粒吞服，并不嚼碎。

但是，蒜素是完整保存在大蒜内部的，而我们也只有把大蒜咬碎，才能够让蒜素的前质与酵素发生作用，产生生理活性的蒜素。

整瓣蒜嚼着吃，有没有害？

　　这种吃法是非常正确的。但是生嚼大蒜还有一个非常严重的问题，因为我们人体的消化道黏膜也是难以接受大蒜当中硫化物的刺激，甚至还有一些人会因为生吃大蒜发生过敏性的症状，让人体的胃部产生烧灼的不适感。这样的人吃蒜要慎重。